Bettina Michel

Papa, ich bin für dich da

Bettina Michel

Papa, ich bin für dich da

Wie Sie Demenzkranken helfen können

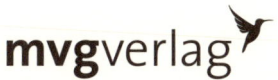

»Seit Papa bei mir wohnt, ist jeder Tag eine Wundertüte.«

Bettina Michel

Bibliografische Information der Deutschen Nationalbibliothek
Die Deutsche Nationalbibliothek verzeichnet diese Publikation in der Deutschen Nationalbibliografie. Detaillierte bibliografische Daten sind im Internet über **http://d-nb.de** abrufbar.

Für Fragen und Anregungen:
bettinamichel@mvg-verlag.de

1. Auflage 2014

© 2014 by mvg Verlag, ein Imprint der Münchner Verlagsgruppe GmbH,
Nymphenburger Straße 86
D-80636 München
Tel.: 089 651285-0
Fax: 089 652096

Redaktion: Matthias Teiting
Umschlaggestaltung: Maria Wittek
Umschlagabbildung: Michael Hagedorn
Satz: Georg Stadler, München
Druck: GGP Media GmbH, Pößneck
Printed in Germany

ISBN Print 978-3-86882-528-2
ISBN E-Book (PDF) 978-3-86415-688-5
ISBN E-Book (EPUB, Mobi) 978-3-86415-689-2

—— *Weitere Informationen zum Verlag finden Sie unter* ——
www.mvg-verlag.de
Beachten Sie auch unsere weiteren Verlage unter
www.muenchner-verlagsgruppe.de

Inhalt

TEIL 1

Der Anfang

RUDI ASSAUER – WER IST DAS?

R udi Assauer: Macho, Manager, Fußballlegende – den Namen meines Vaters kennt in Deutschland vermutlich so ziemlich jeder, und bei all denen, die ihn kennen, entsteht im Kopf ein Bild von dem Menschen, der sich vermeintlich hinter diesem Namen verbirgt. Das ist für eine Person des öffentlichen Lebens vollkommen normal.

Ein Mann des Wortes, selbstbestimmt, charakterstark und vor allem auffällig. Wenn Rudolf Assauer einen Raum betrat, teilte sich die Menge, er stand sofort im Mittelpunkt. Nach außen hin ein absoluter Macho – was er in manchen Situationen ganz bestimmt auch gewesen ist. Seine öffentliche Rolle war die des burschikosen Machers, den nicht interessierte, was über ihn gesagt wurde. Doch er hatte immer auch eine andere Seite. Eine Seite, die er vor der Öffentlichkeit und oft genug auch vor seiner Familie gut versteckt hielt. Seine lieben, zärtlichen Gefühle für die Menschen, die er liebt.

Rudolf Assauer hatte immer eine Meinung, die er stimmgewaltig kundtat und verteidigte. Ihm war es egal, wenn 20 000 Leute gegen ihn waren. Er hielt an seiner Meinung fest und verteidigte sie. Wenn er sich etwas in den Kopf gesetzt hatte, zog er es bis zum bitteren Ende durch.

Vor einigen Jahren initiierte eine große Tageszeitung eine Umfrage nach den bekanntesten Deutschen, bei der mein Vater unter den ersten zehn landete. Damals verband ihn jeder mit einem Thema: Fußball. Vor allem auch mit seinen herausragenden Leistungen beim FC Schalke 04. Am 3. Februar 2012 änderte sich die öffentliche Wahrnehmung Rudi Assauers maßgeblich, da er an diesem Tag seine Biografie veröffentlichte: »Wie ausgewechselt: verblassende Erinnerungen an mein Leben.« Und er brach ein absolutes Tabu. Rudi Assauer sprach aus, was jeder andere in seiner Position vermutlich verschwiegen hätte. »Ich bin krank. Ich habe Alzheimer.«

Zeitgleich strahlte das ZDF in seiner Sendereihe »37 Grad« eine Kurzdokumentation über meinen Vater aus, die sein durch die Krankheit verändertes Leben zeigte. Ein Jahr war er hierfür von einem Kamera- und Redaktionsteam begleitet worden. Offen und ehrlich sprach er über den Verlust seiner Fähigkeiten und die damit einhergehenden Veränderungen in seinem Leben. Ein mutiger Schritt, der vielen Betroffenen helfen sollte, ebenfalls selbstbewusst mit der Krankheit umzugehen.

Das war wiederum typisch für Rudi Assauer: Es war ihm egal, wie die Öffentlichkeit über sein Coming-out urteilen würde. Die Idee hatte sich in seinem Kopf festgesetzt und wurde in die Tat umgesetzt.

Mittlerweile verbinden ihn die Menschen nicht mehr nur mit seiner Fußballkarriere, sondern auch mit seiner Krankheit. Und das ist gut so. Genau das war das Anliegen meines Vaters. Er wollte, dass Alzheimerkranke sich nicht in dunklen Zimmern und hinter dicken Gardinen verstecken müssen, sondern ihr bisheriges Leben weiterführen können, wo immer es möglich ist.

Und darum gehe jetzt auch ich diesen Weg, den er für sich und andere Patienten geebnet hat. Darum schreibe ich dieses Buch. Weil ich zeigen möchte, dass man den Alltag mit Alzheimer meistern kann und dass es sich lohnt, den Lebensmut trotz dieser Krankheit nicht zu verlieren. Die drei vergangenen Jahre, die ich meinen Vater zu Hause gepflegt habe, waren ohne Frage oft anstrengend. Aber sie waren vor allem eins: Tage voller Glück.

Aufgeben kam für meinen Vater sein ganzes Leben lang nicht infrage. Seine erfolgreiche Fußballkarriere verdankte er zwei Dingen: seinem talentierten, trainierten Körper und seinem brillanten Gehirn. Merkwürdigerweise verfolgte ihn seit jeher die Angst, dass, wie er immer sagte, »seine Birne nicht mehr mitspielen könnte«. Man sollte glauben, dass ein Fußballprofi sich größere Sorgen um eventuelle körperliche Gebrechen machen würde. Doch Rudi Assauers Angst war es immer, seine geistige Leistungsfähigkeit einzubüßen. Vielleicht weil er wusste, dass seine aktive Laufbahn ohnehin irgendwann enden und er dann nur noch seinen Kopf benutzen würde. Richtig begründet hat er seine vorausschauende Sorge jedenfalls nie.

»Ich bin der Erste, der diese Krankheit besiegt.« Ein Satz, der sich in mein Hirn eingebrannt hat. Er formulierte diese Kampfansage voller Inbrunst und aus tiefster Überzeugung kurz nach der Alzheimerdiagnose. Nicht aus Angst oder um sich selbst einzureden, dass er eine Chance hätte. Es war seine Meinung. Es lag mir damals auf der Zunge, ihn zu bitten, er solle doch nicht rumspinnen. Aber dann überlegte ich es mir anders und dachte, dass es für ihn bestimmt besser und leichter sei, diese innere Kraft und Überzeugung zu spüren und mit ihr gegen die Krankheit anzugehen. Die Diagnose ist nicht gleichzusetzen mit dem Lebensende, sondern mit dem Beginn eines neuen Lebensabschnitts.

Niemand von uns hatte eine so rosarote Brille auf, dass wir gehofft hätten, der Kelch werde an uns vorbeigehen und es würden keine weiteren Symptome mehr auftauchen. Aber es beruhigte uns, dass mein Vater seinen Lebenswillen nicht verlor, obwohl er so große Angst vor genau dieser Erkrankung gehabt hatte. Und wenn ich ihn heute betrachte, glaube ich, dass er ein bisschen recht hatte. Denn eine Faustregel sagt, dass von der Erstdiagnose bis zur Schwerstpflege beziehungsweise bis zum Tod sechs bis acht Jahre vergehen. Wir sind im neunten Jahr, und dafür ist Rudi Assauer noch körperlich und geistig super beieinander. Seine Willenskraft hat schon immer sein Leben bestimmt.

Um verstehen zu können, was die Krankheit für meinen Vater bedeutet, und um unser Vater-Tochter-Verhältnis nachvollziehen zu können, ist es wichtig, ein wenig aus dem Leben meines Vaters zu erzählen.

Rudi Assauer bezeichnete sich immer selbst als Kind des Ruhrgebiets, obwohl er am 30. April 1944 in Sulzbach-Altenwald, einem Städtchen an der Saar im Saarland geboren wurde. Er sagt, er sei »nur zufällig im Saarland rausgerutscht.« Meine Oma, seine Mutter Else war gebürtige Saarländerin und als junges Mädchen nach Herten im Ruhrgebiet gezogen. Dort lebte sie auch während des Krieges mit meinem Opa Franz und meinem Onkel Lothar. Die Bombardierungen nahmen zum Ende des Zweiten Weltkriegs in dieser Region stark zu, und meine Oma wollte ihre Zwillinge, mit denen sie schwanger war, lieber im sichereren Saarland bei ihrer Schwester Karin und deren Mann Rudolf zur Welt bringen.

Papa und meine zehn Minuten jüngere Tante Karin wurden nach den beiden Menschen benannt, die ihnen ein sicheres Dach über dem Kopf boten.

Die ersten Jahre seines Lebens lebte Papa mit seiner Familie in Herten-Süd in der Herner Straße und später in der Augustastraße. Sein jetziges Zuhause ist nur 15 Minuten von seinem damaligen Elternhaus entfernt. Dieses Elternhaus lag genau gegenüber vom Fußballplatz der Spielvereinigung Herten, dem

Klub, in dem Papa 1962 seine Fußballkarriere begann. Schon im Alter von acht Jahren pöhlte er im sogenannten Katzenbusch. Mein Vater ist noch heute der absoluten Überzeugung, dass seine komplette Karriere von seiner Heimatregion geprägt ist. Im Pott gehörte der Fußball ebenso zum Leben wie der Bergbau. Die Verbundenheit, die die Kumpel unter Tage brauchten, lebten sie auch als Fans mit ihrem Verein aus. Mein Vater kannte diesen Zusammenhalt nicht nur vom Platz. Wie die meisten Jungs im Revier machte er eine Lehre als Stahlbauschlosser bei der Firma Heese und malochte ein halbes Jahr auf dem Steinkohlebergwerk Zeche Ewald in Herten. Auch unter Tage. Rudi Assauer war und ist einer »von ihnen«. Sowohl beim BVB Dortmund, wohin er im Juli 1964 wechselte, als auch später während seiner Zeit bei Schalke 04.

Während seiner ersten Profistation in Dortmund machte er eine Bankkaufmannslehre – zur Sicherheit, falls seine Fußballkarriere nicht wie geplant verlaufen würde. Mein Vater hatte immer einen Plan B. Bis er krank wurde. Heute erlaubt ihm sein Kopf keinen Plan B mehr. Er kann sich nicht mal mehr an den Plan A erinnern.

Im Juli 1970 wechselte er zum SV Werder Bremen, wo er seine aktive Laufbahn im Mai 1976 beendete und beim gleichen Verein mit nur 32 Jahren zum jüngsten Manager der Liga wurde. Erst 1979 wurde dieser Rekord eingestellt, als Uli Hoeneß mit 27 Jahren vom FC Bayern München in derselben Position verpflichtet wurde. Rudi Assauer war der Job in München ebenfalls angeboten worden, er hatte aus Loyalität gegenüber den Bremern jedoch abgelehnt. Bremen befand sich im Abstiegskampf, und er wollte dem Verein in einer nervlich aufreibenden Phase der Saison eine derartige Hiobsbotschaft nicht zumuten.

Im Mai 1981 begann die Erfolgs- und Leidensgeschichte des Rudi Assauer beim FC Schalke 04. Er wurde Manager bei dem Traditionsverein aus Gelsenkirchen, was er mit einer kurzen Unterbrechung als Manager beim VfB Oldenburg von 1990 bis 1993 und mit einer Auszeit von 1986 bis 1990 bis zum Ende seiner Karriere am 17. Mai 2006 blieb.

Neben den sportlichen Erfolgen wie dem Gewinn des UEFA-Cups am 21. Mai 1997 und der finanziellen Sanierung des Vereins ist ihm vor allem ein Erfolg zuzuschreiben: der Bau der Arena AufSchalke. Das damals modernste Stadion Europas wurde am 13. August 2001 eröffnet. Der Bau der Arena ist wieder einmal typisch Assauer: Alle rieten ihm davon ab. Aber er hatte sich die Sache vorgenommen und war nicht davon abzubringen. Heute sind alle dankbar, dass das Ding da steht.

Die letzten Jahre während seiner verantwortungsvollen Tätigkeit als Manager war mein Vater bereits an Alzheimer erkrankt. Sein Umfeld verstand viele seiner Entscheidungen und Handlungen nicht mehr. Er wurde massiv kritisiert, was letztlich in seinem Rausschmiss gipfelte. Sogar sein Freund Huub Stevens sagte im April 2014 zu der Tageszeitung *Die Welt*, dass er nach sechs Jahren als Trainer auf Schalke zu Hertha BSC Berlin wechselte, weil er Assauers Aussetzer damals auf einen viel zu hohen Alkoholkonsum zurückführte.

Für meinen Vater selbst war die Übergangsphase eine anstrengende und fürchterlich belastende Zeit, weshalb ihm nur der Weg in die Öffentlichkeit blieb.

WIE REAGIERT DIE ÖFFENTLICHKEIT?

An dem Abend vor dem Schritt in die Öffentlichkeit saßen wir zu Hause in Herten in unserem gemeinsamen Wohnzimmer nebeneinander auf der Couch und ich weinte, weil ich fürchterlich aufgeregt war. Ich hatte Angst vor den Reaktionen. Wie mein Vater sich wohl fühlen würde, wenn die Sache einmal öffentlich war? Ob er bereuen würde, die Sache publik gemacht zu haben? Es schnürte mir den Hals zu, dass wir nicht mehr zurückkönnen würden.

Papa war irritiert und wollte wissen, was los sei. Ich erklärte ihm, wie sehr es mich bedrückte, dass sich am nächsten Tag alles ändern und unser Leben nie mehr so sein würde wie zuvor. Darauf sagte er: »Und genau das will ich. Dann ist es endlich raus. Das ist gut so.« Für ihn zählte nur die Erlösung von der Angst. Endlich hätte diese Situation ein Ende, die Anstrengung, sich ständig verstellen zu müssen, die immer wiederkehrende Unterstellung, man sei betrunken. Endlich würde nicht mehr hinter vorgehaltener Hand getuschelt werden.

Die Reaktionen gaben ihm recht. 99,9 Prozent reagierten positiv. Der winzige Rest schien nicht verstanden zu haben, warum mein Vater diesen Weg wählte. Ein berühmter Moderator und vermeintlich guter Bekannter meinte in einem Interview, es sei abscheulich, eine Krankheit so in die Öffentlichkeit zu ziehen und damit noch Geld machen zu wollen. Dieser Mensch hat die Idee und die Botschaft nicht begriffen. Papa hat sich freigeschwommen, er holte sich ein Stück weit sein Leben zurück. Mittlerweile hat dieser Moderator seine Meinung geändert, weil er erkannt hat, dass es richtig war. Wir haben immer versucht, negative Reaktionen wie diese von Papa fernzuhalten, weil sie ihn vielleicht verunsichert hätten.

Fußballdeutschland war fassungslos, nicht nur die Schalke-Fans, sondern auch die Anhänger anderer Vereine. Aus vielen Ländern schrieben uns die Leute Briefe und E-Mails, oder sie riefen im Büro an und wünschten Rudi Assauer alles Gute. Viele wollten nicht aus Sensationsgier, sondern aus aufrichtigem Mitgefühl mehr über seinen Zustand wissen. Der Beistand war überwältigend und bestätigte ihm, dass er richtig gehandelt hatte.

Beim ersten Heimspiel nach seinem Coming-out, zu dem wir wegen des großen öffentlichen Interesses bewusst nicht gingen, hing ein riesiges Banner in der Kurve:»Glück auf, Rudi!« Wir sahen das Spiel im Fernsehen und bekamen alle eine Gänsehaut.

Auch das Medienecho war riesig. Jede Zeitung, jedes Magazin, jeder Fernsehsender wollte ein Interview mit meinem Vater. Wir hatten jedoch gemeinsam besprochen, dass wir nur wenig zulassen würden, da er die Dauerbelastung nicht mehr verkraftet hätte. Bei aller Stärke, die er mit seinem mutigen Schritt noch einmal bewiesen hatte, war er ein kranker Mann, der viel Ruhe brauchte.

Nachdem sich der Trubel gelegt hatte, wurde in der Familie und im engen Freundeskreis auch die Erleichterung spürbar. Papa stand nicht da wie ein Verlierer, der sich für etwas schämen musste, sondern wie ein Held, der ein Schreckgespenst aus dem Keller geholt und besiegt hatte. Wieder ein Erfolg in der langen Karriere des Rudi Assauer.

Neben den Fans und der Presse sowie denen, die sich mit Rudi Assauer verbunden fühlten und von denen eine Reaktion zu erwarten war, riefen uns viele Alzheimer-Erkrankte oder deren Angehörige an und bedankten sich. Das Beispiel meines Vaters habe ihnen Mut gegeben, auch sie hätten ihrem Umfeld von der Krankheit erzählt, und es gehe ihnen seitdem viel besser. Genau das hatte mein Vater erreichen wollen. Er wollte, dass Alzheimer enttabuisiert wird. Dass erkrankte Menschen nicht länger auf dem Abstellgleis dahinvegetieren würden, sondern erhobenen Hauptes sagen könnten:»Ich bin krank, und ich lebe trotzdem weiter.«

Papa nahm ganz ruhrgebietstypisch nie ein Blatt vor den Mund. Schon in der 1970er-Jahren sagte er in einem Interview:»Das Wichtigste ist, ehrlich und geradeaus zu sein.« Sein Credo war immer»Offenes Visier«. Er ahnte nicht, wie sehr diese Aussage auch in Bezug auf seinen Umgang mit Alzheimer zutreffen würde.

Ich rate jedem, die Krankheit nicht zu vertuschen. Schon allein aus pragmatischen Gründen: Weiß das nähere Umfeld Bescheid, ist die Wachsamkeit der Freunde entsprechend erhöht. Und das ist ganz wichtig, weil man auf jede Hilfe angewiesen ist, die man nur bekommen kann. Gerade zu Beginn, wenn die Patienten eher tüddelig und desorientiert sind, wenn sie sich verlaufen oder im Bademantel auf die Straße gehen, dann ist es sehr gut, wenn man sagen kann:»Meine Angehöriger ist krank. Bitte wundert euch nicht. Sagt mir einfach, wenn ihr etwas beobachtet. Oder bringt ihn mir wieder nach Hause.« Informierte Nachbarn haben Verständnis und behandeln den Erkrankten nicht mit abfälligen oder missbilligenden Blicken.

Häufig treten auch extrem irritierende Veränderungen auf. Manche Patienten sind sehr laut und schreien viel. Das ist für Nachbarn, die wissen, was los ist, viel leichter einzuordnen. Man stelle sich nur einmal vor, dass die bis noch vor Kurzem so liebe Frau Müller plötzlich die schlimmsten Schimpfworte benutzt und man ihr gegenübersteht, ohne sich ihr Verhalten erklären zu können. Man würde natürlich zurückschimpfen oder ihren Mann fragen, was das Benehmen denn solle. Das ist für alle Beteiligten peinlich. Einige Patienten zeigen auch eine vollständige sexuelle Enthemmung. Sie kennen keine körperliche Distanz mehr und laufen nackt durch die Gegend. Ich will nicht sagen, dass man als Nachbarschaft alles tolerieren muss. Die Angehörigen sollten selbstverständlich darauf achten, dass die Einschränkungen so gering wie möglich gehalten werden.

Aber sollte es mal nicht gelingen, ruft man als Nachbar nicht sofort die Polizei, sondern lieber die pflegende Person an.

Eine repräsentative Befragung der Bertelsmann-Stiftung und der Barmer GEK im Oktober 2013 zeigte, dass 82 Prozent der Menschen Mitleid mit Demenzkranken empfinden, jeder sechste von zehn Befragten verspürte Sympathie gegenüber den Patienten. Damit löst diese Erkrankung offenbar deutlich mehr prosoziale Einstellungen aus als andere psychische Leiden wie Depressionen oder Schizophrenie. Man geht davon aus, dass dies dem Bild des hilflosen, alten Menschen geschuldet ist. Diese Ergebnisse untermauern, dass ein offener Umgang der beste Weg ist.

Ebenfalls erstaunlich ist, wie viele Leute einem plötzlich erzählen, dass sie Erkrankte in der Familie haben oder Leute kennen, die unter Alzheimer leiden. Eigentlich ist das nicht verwunderlich, wenn man bedenkt, dass in Deutschland auf 100 000 Einwohner 1600 Demenzkranke kommen. Bei der oben erwähnten Erhebung gaben 45 Prozent der Befragten an, schon einmal Kontakt zu Dementen gehabt zu haben. Von diesen 45 Prozent waren wiederum mehr als ein Viertel persönlich einmal oder gar laufend in die Betreuung eingebunden gewesen. Verrückt, dass trotzdem noch immer ein solches Geheimnis aus der Krankheit gemacht wird!

Vor dem Coming-out meines Vaters war die Demenz kein offenes Thema. Papa hat den ersten Schritt gemacht, und viele sind ihm durch das geöffnete Tor gefolgt. Die Grundlage, um über die Krankheit sprechen zu können, ist, dass sie erkannt wird. Dafür muss man wissen, was Demenz überhaupt ist – man muss ihre Symptome einordnen können.

EIN KARTENHAUS BRICHT ZUSAMMEN

Demenz leitet sich von dem lateinischen Wort *demens* ab, was
»ohne Geist« bedeutet. Dieses Wort setzt sich aus den Einzel-
teilen »mens« und »de« zusammen – »Verstand« und »abneh-
mend«. Man spricht von einer Demenz, wenn ein alltagsrele-
vanter Verlust der kognitiven Fähigkeiten über einen Zeitraum
von mindestens sechs Monaten vorliegt. Zu den kognitiven Fähigkeiten eines Menschen zählen unter anderem die Wahrnehmung, die Aufmerksamkeit, die Erinnerung, die Lernfähigkeit,
der Umgang mit Problemen, die Kreativität, die Orientierung,
die Vorstellungskraft, die Argumentation und der Wille. Der
deutsche Psychiater Dr. Alois Alzheimer hat 1901 als Erster
eine besondere Form der Demenzerkrankung sowie ihre Ur-
sache beschrieben. Daher trägt die Krankheit natürlich seinen
Namen.

Dr. Stefan Spittler, Chefarzt der psychiatrischen Instituts-
ambulanz im Krefelder Alexianer-Krankenhaus, begleitet
meinen Vater und mich seit Beginn der Diagnose. Seine Erklärung der Krankheit hat es mir leichter gemacht, sie zu verstehen – Dr. Spittler nämlich hat das Bild eines Kartenhauses
benutzt.

Um diesen Vergleich nachvollziehen zu können, muss man
zunächst wissen, dass Alzheimer eine rückbildende Hirner-
krankung ist. Bereits viele Jahre, bevor die ersten klinischen
Symptome sichtbar werden, bilden sich im Gehirn des Betroffenen sogenannte Plaques, die, um es ganz genau zu sagen,
aus fehlerhaft gefalteten Beta-Amyloid-(Aβ-)Peptiden bestehen. Alzheimer ist eine neurodegenerative Erkrankung, bei der
sich fehlerhafte Tau-Proteine aus dem Zellkörper heraus an die
Axone anlagern, wodurch die Funktionstüchtigkeit der Zellen
bis zur Unfähigkeit hin eingeschränkt wird. Anders gesagt: Es

bilden sich Eiweißanhäufungen in den Zellen und zwischen den Zellen. Wenn diese Eiweißablagerungen nicht mehr abtransportiert werden können, platzen die Zellen und gehen unwiderruflich kaputt.

Nun hilft diese Beschreibung natürlich keinem medizinisch nicht vorgebildeten Menschen weiter, sondern sie verstärkt eher noch die Unsicherheit und Distanz gegenüber dem Erkrankten. Dass etwas körperlich nicht in Ordnung ist, wissen wir Angehörigen ja längst, aber wir wollen auch verstehen, was es ist, und vor allem, was in Zukunft passieren wird. Darum hat Dr. Spittler diesen komplizierten Sachverhalt in einfachen und verständlichen Worten formuliert.

Ich solle es mir so vorstellen: Das Gehirn des Erkrankten ist ein Raum, in dem ein riesigen Kartenhaus aufgebaut ist, und jede Karte steht für eine Nervenzelle und somit für bestimmte Fähigkeiten. Wir als Angehörige beziehungsweise das Umfeld stehen vor der Tür und schauen in diesen Raum hinein. Mit Ausbruch der Krankheit wird jeden Tag eine Karte herausgezogen. Bis dem Betrachter etwas auffällt, fehlen bereits Millionen Karten. Zuvor wirkt das Haus für Außenstehende noch vollkommen intakt. Der Patient spürt allerdings schon viel früher Einschränkungen, aber kann diese nicht fassen oder will sie einfach nicht wahrhaben. Das Haus wird allmählich instabil, und die Gefahr, dass wirklich wichtige Karten herausgezogen werden, wird größer. Das Risiko steigt, dass durch eine einzige Karte ein ganzer Teil des Hauses einstürzt. Plötzlich fehlen die Querverbindungen zu anderen Teilen des Gebäudes. Und in diesem Moment wird nun das Fehlen der entscheidenden Karten auch von außen sichtbar.

Landläufig spricht man in diesen Augenblicken von einem Schub. Die Auswirkungen sind gravierend und irreparabel. Nach und nach stürzen mehr Teilbereiche des Hauses ein, und letztlich bleiben keine Fähigkeiten mehr übrig. Der Patient ist vollkommen dement. Je intelligenter der Patient ist, umso komplizierter war das Grundhaus, wodurch er vielleicht in der Lage ist, die Krankheit länger zu vertuschen oder hinauszuzögern. Doch egal wie intelligent man ist, wenn eine entscheidende Karte gezogen wird, ist der Vorteil dahin.

Meine Aufgabe in der Pflege besteht nun darin, meinem Vater dabei zu helfen, die fehlenden Karten zu ersetzen und neue Brücken und Tunnel zu bauen. Ich bin sein Gerüst.

DIE ERSTEN ANZEICHEN

Warum vergisst er ständig Termine? Warum ist er so ungeduldig? Warum fehlen ihm so oft die Worte? Warum ist er bloß so sonderbar? Zunächst tauchen Fragen wie diese auf, der leise Verdacht, dass etwas nicht stimmt. Oder wie Papa sagen würde: »dass die Birne nicht mehr richtig funktioniert.« Nicht nur bei den Angehörigen, sondern auch bei den Betroffenen sind diese Fragen der erste Indikator. Niemand traut sich, die Gedanken laut auszusprechen, aus Angst davor, dass alles, was einmal im Raum steht, tatsächlich auch wahr wird. Man findet seine eigenen Antworten, man findet Erklärungen und Entschuldigungen. Die häufigste Ausrede ist natürlich das allmählich fortschreitende Alter.

Papa war 2004, als die ersten Anzeichen zutage traten, mit 60 Jahren noch nicht alt. Für Alzheimer gilt man erst ab 65 Jahren als Risikopatient. Und wer will sich die schreckliche Wahrheit schon vorschnell eingestehen? In der Regel machen alle erst einmal weiter, als sei nie etwas gewesen. Der Erkrankte versucht, die Mängel mit geschickten Tricks zu überspielen, das Umfeld verheimlicht jede Irritation. Das ist natürlich genau die falsche Herangehensweise, da eine frühe Diagnose wichtig wäre, um schnell an Hilfe und Medikamente zu kommen und den Verlauf der Krankheit hinauszuzögern oder zu bremsen.

Daher mein Rat und meine Bitte an alle: Nehmt euren ganzen Mut zusammen und sprecht einen Anfangsverdacht an! Das ist schwer, und ziemlich sicher wird es zunächst Streit geben, der Betroffene wird sich sehr wahrscheinlich zurückziehen. Doch diese unangenehme Situation muss man aushalten – jede Minute, die man später länger zusammen hat, ist diese frühe Anstrengung wert.

Die ersten Anzeichen der Erkrankung bemerkte in unserem Fall die langjährige Sekretärin und Wegbegleiterin meines Vaters: Sabine Söldner. Nach insgesamt 33 Jahren an seiner Seite kannte sie ihren Chef in- und auswendig. Auch Sabine und ich standen seit jeher in Kontakt, sodass ich selbst in schwierigen Vater-Tochter-Phasen immer wusste, wie es ihm ging. Sie berichtete mir bereits 2004 von Auffälligkeiten, vom schleichenden Beginn seiner Krankheit. Da Sabine diesen Prozess jedoch viel intensiver als ich oder sonst ein Mensch auf der Welt begleitete, soll sie hier selbst zu Wort kommen. Ihr Bericht wird Menschen, deren Angehörige ähnliche Symptome zeigen, helfen, diese zu erkennen. Selbstverständlich ist jeder Krankheitsverlauf ein anderer. Doch aus den Ähnlichkeiten kann man durchaus seine Schlüsse ziehen.

Mein Chef war ein gradliniger, klarer Mann mit großem Selbstbewusstsein. Ich habe nicht erlebt, das er je unsicher oder verlegen gewesen wäre. Er war überzeugt von dem, was er tat. Manchmal wirkte es nach außen wie Arroganz. Gerade wenn ein solcher Mensch, den nahezu nichts aus der Bahn zu werfen scheint, plötzlich unsicher wird, schaut man zweimal hin.

Die ersten, zunächst winzigen Mosaiksteine der Krankheit waren bereits 2004 zu erkennen. Rückblickend weiß ich, dass sein ganzes Verhalten auf seiner durch die Krankheit verursachten Unsicherheit basierte. Vermutlich konnte sich der Chef selbst nicht erklären, weswegen er in vielen Situationen, in denen er sonst so sicher war, auf einmal Hilfe brauchte. Allmählich und ganz unauffällig baute er einen Kokon aus Personen um sich auf, denen er hundertprozentig vertraute, die ihm Schutz gaben, ohne darüber zu sprechen. Wie eine kleine Privatarmee. Das verwunderte niemanden, weil Rudi Assauer immer gerne Menschen um sich hatte und umgekehrt sich viele in seiner Nähe auch wohlfühlten. Die Veränderung fiel erst gar nicht auf. Auch nicht, dass er nur noch Orte besuchte, an denen er sich auskannte und sich sicher fühlte. Ich selbst hielt unbewusst alles von ihm fern, von dem ich merkte, dass es ihm unangenehm war, ich stand immer wie eine Schutzmauer vor ihm. Jeder Fehler, jeder versäumte Termin, alles, was er vergaß, nahm ich auf mich oder erfand dafür eine plausible Erklärung. Ich rechtfertigte ihn nicht nur vor der Außenwelt, sondern auch vor mir. Ich war genauso blind wie alle anderen, und das allzu oft, weil ich es sein wollte.

Anfangs waren es Kleinigkeiten, die sich summierten. Als würde man jeden Tag einen Cent in ein Glas werfen und plötzlich steht man vor 10 000 Euro und denkt: »Nanu, da ist aber echt was zusammengekommen.« Nur dass die Überraschung im Falle meines Chefs eben keine freudige war.

So schmeckte ihm plötzlich sein Tee nicht mehr. Den ersten kochte er sich morgens immer selbst, weil er vor mir im Büro war. Leicht verärgert warf er mir vor, dass ich eine schreckliche, neue Sorte gekauft hätte. Das stimmte jedoch nicht, es war dieselbe Sorte wie seit 25 Jahren. Durch Nachfragen stellte ich fest, dass er vergessen hatte, dass er den Tee mit Zucker trank. Selbstverständlich wundert man sich in so einem Moment: »Hä, wieso wusste er das denn plötzlich nicht?« Aber wer denkt in so einem Moment schon an Alzheimer ...

Die erste wirklich große Verwunderung bemerkte ich im Frühjahr 2003. Hamit Altıntop kam mit den Vertretern seines damaligen Vereins SG Wattenscheid 09 zu Vertragsverhandlungen zum FC Schalke 04. Eine Angelegenheit, die der Chef sonst garantiert allein geregelt hätte. Nach dem Gespräch hätte ich typischerweise einen Zettel mit den besprochenen Details erhalten, um die Unterlagen fertigzumachen. Doch vor diesem Termin bat er mich dabei zu bleiben. Auf meine erstaunte Frage, weswegen, gab er mir keine befriedigende Antwort, sondern nur, dass er es eben so wünsche. Er war der Chef. Warum hätte ich ihm den Gefallen nicht tun sollen? Während der Verhandlungen schaute er mich ständig rückversichernd an und ließ sich bestätigen, dass ich auch alles mitgeschrieben hatte. Das war komisch. Vermutlich fiel es aber abgesehen von mir niemandem auf, da ja niemand unsere Gewohnheiten kannte.

Darauf folgte im Herbst 2004 ein weiteres gravierendes Erlebnis. Schalke trat am 30. September 2004 zu einem EL-Auswärtsspiel bei Liepāja Metalurgs, Lettland an. Ich begleitete ihn nicht. Das war nicht ungewöhnlich, da ich grundsätzlich nicht zu allen Spielen mitfuhr. Mein Job war ja die Leitung des Büros. Es machte viel mehr Sinn, dass ich vor Ort blieb.

Vormittags rief der Chef mich viermal kurz hintereinander an und sprach mich mit Simone an, mit der er damals noch zusammen war. Obwohl ich ihm jedes Mal geduldig erklärte, dass ich nicht Simone, sondern Sabine sei, nahm er diesen Fakt nicht wahr. Hilflos rief ich seinen damaligen Assistenten Andreas Müller an und fragte zugegeben etwas vorwurfsvoll, ob sie eigentlich im Trainingslager nur saufen würden, weil Rudi Assauer so total daneben sei. Müller reagierte verständlicherweise total sauer und erzählte, dass die gesamte Mannschaft bis gerade in einer

*Teamsitzung gewesen sei und keiner Zeit zum Feiern habe. Zu-
dem berichtete er mir, dass Assauer mit Simone Thomalla telefoniert habe und es ein Streitgespräch gegeben habe. Mir wurde klar, dass er den Streit hatte beilegen wollen und sie deshalb
mehrfach zu erreichen versucht hatte. Da Simone mit Dreharbei-
ten beschäftigt war, hatte sie ihr Handy ausgestellt, und entweder
lagen wir in der Anrufliste beieinander, weil ich mit ihm an dem
Tag bereits telefoniert hatte, oder er hatte in seinem Telefonbuch
nachgesehen, wo unsere Vornamen – Simone und Sabine – hinter-
einanderstanden. Er war nicht in der Lage zu reflektieren, dass ich
nicht Simone war. Schon damals war sein logisches Denken stark
vermindert, nur dass es noch niemand wusste.*

*Diese extremen Beispiele fallen natürlich schnell ins Auge. Die
Kleinigkeiten sind jedoch viel irritierender und entscheidender.
Telefonieren war nie sein Ding. Handys waren für Rudi Assauer
ein notwendiges Grauen. Er wollte immer die einfachsten, ohne
jeden unnötigen Schnick-Schnack. Benutzt wurde das Handy nur,
wenn es keinen anderen Ausweg gab. Sein Motto war: »Wer mich
erreichen will, findet mich auch ohne Handy.«*

*Und auf einmal meldete er sich täglich mehrmals. Fragte ir-
gendwelche irrelevanten Dinge, für die er früher niemals den Hörer in die Hand genommen hätte. Am Ende eines jeden Gesprächs
stellte er mir noch einmal dieselbe Frage, die ich ihm vorher schon
mehrfach beantwortet hatte. Durch lustiges Herumgeplapper versuchte er mich abzulenken, was natürlich nicht funktionierte. Er
konnte nicht mehr so weit denken, dass allein seine ständigen An-
rufe schon auffällig waren.*

*Später telefonierte er ausschließlich mit Lautsprecher, wenn
ich im Raum war. Stockte das Gespräch seinerseits, sah er mich
hilfesuchend an und bat über Blickkontakt darum, dass ich ihm
half, den Faden wieder aufzunehmen. Zunehmend musste ich
Termine absagen, häufig sehr kurzfristig und mit fadenscheinigen*

Ausreden seinerseits. So oft wie er damals angeblich unter Bauchschmerzen litt, hätten wir besser einen Gastroenterologen aufgesucht.

Oft wurde er ohne Grund übertrieben hektisch und lief ziellos suchend umher. Der Tisch vom Chef war immer extrem ordentlich, er war ein regelrechter Ordnungsfanatiker gewesen, jedes Teil lag an seinem Platz und in einer bestimmten Anordnung. Eines Tages sah es aus, als wäre ein Orkan durchs Zimmer gerauscht. Rudi Assauer wusste nicht mehr, wo die Dinge ihren Platz hatten. Kugelschreiber fand er großartig und schrieb immer mit demselben. Auf einmal verlegte er ausgerechnet diesen Stift ständig, manchmal lag er direkt vor ihm und er sah ihn nicht. Dann nahm er hektisch fünfmal in kürzester Zeit seine Aktentasche vom Boden auf den Schoß und suchte nervös darin nach dem Kugelschreiber. Im nächsten Moment schien er die Sache wieder vergessen zu haben und schrieb mit einem anderen Stift.

In der BILD-Zeitung las er prinzipiell nur den Sportteil. Er schlug sie von hinten direkt bei dem Teil auf, las die wichtigen Passagen und warf sie weg. Schicksalsgeschichten interessierten ihn nicht. Plötzlich fing er mit der Schlagzeile an und kommentierte diese mit Aussagen wie:»Der arme Mann« oder»Die Familie kann einem leid tun.« Damit will ich nicht sagen, dass er nie mitfühlend war, aber er hielt solche Sachen von sich fern. Am auffälligsten war jedoch, dass er die Zeitung manchmal mehrmals aus dem Müll holte und die gesamte Lektüre und auch das Gespräch noch einmal von vorn begannen.

Zunächst habe ich alles auf Faktoren wie Stress, wenig Schlaf, Alkohol oder Stress im privaten Umfeld geschoben. Im Nachhinein sind wir alle klüger. Ich habe Entschuldigungen gesucht und auch gefunden. Die Anzeichen kamen von heute auf morgen und zeigten sich plötzlich lange nicht mehr. Heute weiß ich, dass es bei dieser Krankheit gute und schlechte Tage gibt, nur sind zu

Beginn die Abstände größer, weil noch vieles intakt ist. Aber das ist gerade das Heimtückische. Diese langen Phasen, in denen augenscheinlich nichts passiert, täuschen das Umfeld, bis man fast schon glaubt, man hätte Gespenster gesehen.

An Demenz dachte ich zu diesem Zeitpunkt sowieso noch nicht. Mir war nur klar, dass etwas nicht stimmte. 2007 hatte ich insgesamt den Eindruck, dass es ihm besser ginge. Aufgrund seines hohen Arbeitspensums hatte er den Alkoholkonsum extrem reduziert. Und vielleicht waren auch die Tricks, mit denen er sein Umfeld täuschte, noch ausgefeilter geworden.

Es gab jedoch nur eine kurze Verschnaufpause, bevor sich die Vorfälle dann wieder häuften. Ich hatte große Angst, ihn anzusprechen, wusste aber, dass etwas passieren musste. Doch wer erklärt schon gern seinem Chef, dass man meint, er sei nicht mehr so leistungsfähig – nett ausgedrückt. Schließlich ergab sich eine Gelegenheit, die ich dann wohl eher unbewusst ergriff. Im Nachhinein ein großes Glück. Ende 2007 oder Anfang 2008 gab es eine beruflich brenzlige Situation, die ich mit ihm besprechen musste und bei der er einfach nicht auf meine Worte reagierte. Da ist es mir wie von selbst herausgerutscht: Ob er mir überhaupt noch zuhöre? Ein wütendes Wortgefecht entbrannte.

»Was bildest du dir ein, natürlich höre ich zu!«

»Ja vielleicht, aber ich habe den Eindruck, dass Sie mir nicht mehr richtig folgen können.«

»Ich bin doch nicht blöd im Kopf oder plemplem.«

»Nein, ich glaube nicht, dass Sie dumm sind, aber in zunehmender Weise vergesslich und überhaupt nicht in der Lage, etwas vernünftig zu koordinieren.«

Seine Reaktion war ein Blick, der jedes weitere Wort verbot und unnötig werden ließ. Es stand ein eisiges Schweigen im Raum. Ein Anruf rettete uns aus der unangenehmen Situation. Wir verloren nie wieder ein Wort darüber.

Doch irgendwie scheint ihm der Streit ein Anstoß gewesen zu sein. Im Juli 2009 baute er auf dem Weg ins Büro einen kleinen Auffahrunfall. Auf der Kurt-Schumacher-Straße Höhe Grenzstraße bildete sich an der Ampel ein Rückstau. Er fuhr circa 30 km/h und drosselte die Geschwindigkeit, war aber nicht in der Lage abzuschätzen, dass er noch stärker hätte bremsen müssen. Er bremste abrupt und tutschte den Vordermann leicht an. Zum Glück passierte nichts Schlimmes. Doch der Chef war total verunsichert und verstand nicht, was vorgefallen war. Seiner Meinung nach hätte der Vordermann nicht stehen bleiben dürfen, es sei noch mehr als genug Platz gewesen. Ängstlich und auf einen erneuten Wutausbruch vorbereitet, wagte ich anzumerken, dass er sich vielleicht verschätzt hätte. Er antwortete nicht. Seine Konsequenz war jedoch eindeutig. Wenige Tage später bat er mich, einen Fahrer einzustellen, und von nun an fuhr er nicht mehr selbst. Wenn der Fahrer nicht konnte, fuhr ihn eine seiner beiden Töchter. Der Chef war immer gern Auto gefahren. Weil er extrem ungern flog, bewältigte er die meisten Strecken mit dem Wagen. Sein Schritt zeigte mir, dass er die Situation ernst nahm. Er wusste damals schon viel mehr, als er uns gegenüber zugab.

Meine Sorge wuchs. Er wurde immer fahriger, unsicherer, ich erkannte ihn nicht wieder. Dieser souveräne, starke Macher war ein Schatten seiner selbst. Sehr auffällig war sein fehlender Weitblick. Sein brillanter Verstand war sein Steckenpferd gewesen – dass er seine Handlungen konsequent durchdachte und sich seine Schritte im Voraus zurechtlegen konnte. Auf einmal fehlte oftmals logisches Denken. Er traf Entscheidungen und äußerte Dinge, für die er sich früher geschämt hätte und die er allzu oft bereute.

Ich beobachtete ihn genauer und verstand nicht, was los war. Ich wollte ihn nicht bloßstellen oder falsche Behauptungen aufstellen, weswegen ich mich nie jemandem anvertraute. Doch dann kam der ausschlaggebende Punkt: Er vergaß Spielernamen. Die

Veränderung betraf jetzt den Bereich, der sein Leben ausmachte. Völlig ratlos bat ich seine Töchter Bettina und Katy um Hilfe. Doch auch die Bemühungen und Gespräche der beiden blieben ohne Erfolg. Er ließ niemanden an sich heran, verschloss sich und verstellte sich im Umgang mit anderen umso mehr. Sein letztes Aufbäumen begann. Es muss schrecklich und unfassbar kraftzehrend für ihn gewesen sein.

Schlimme Folgen hatte ein dreitägiger Werbedreh im Januar 2009 für Veltins mit Bruce Willis in Los Angeles. Zeitumstellung, 12 Stunden Flug, Stress am Set. Als er zurückkam, war Simone Thomalla ausgezogen. Durch diese Stresskombination stürzte ein weiterer Teil seines Kartenhauses ein. Er konnte die Uhr nicht mehr lesen. In der Nacht seiner Rückkehr rief er mich unzählige Male an. Der Chef dachte, seine Uhr sei kaputt. Völlig verzweifelt fragte er immer wieder, wie es sein könne, dass es draußen schon so dunkel sei. Er konnte die Zeitverschiebung nicht mehr nachvollziehen, verstand nicht, dass seine amerikanische Zeit von elf Uhr vormittags nun die deutsche Zeit von elf Uhr nachts war.

Es ist in diesem Zusammenhang ganz interessant, dass ein Diagnosetest für Alzheimer tatsächlich Uhren-Test heißt. Dabei erhält der Patient ein Blatt, auf dem ein Kreis vorgezeichnet ist. In diesen Kreis sollen alle Zahlen der Uhr geschrieben werden sowie die Uhrzeit »10 nach 11«. Es ist erschreckend zuzusehen, wie dies immer weniger gelingt und am Ende nur noch wahlloses Gekritzel herauskommt.

Der Chef hatte sein Leben lang große Angst vor Krankheiten, weswegen er zu Beginn eines jeden Jahres einen kompletten Check-up machte, für den ich jeweils die entsprechenden Termine vereinbarte. Ende 2009 nutzte ich die Gelegenheit und schlug vor, er könne doch auch eine neurologische Untersuchung machen lassen. Das war meine letzte Chance. Damals wussten wir alle nicht, dass er bereits 2006 bei dem Neurologen Dr. Stefan Spittler

gewesen war, der ihm den dringenden Verdacht auf Alzheimer na-
hegelegt hatte. Wie sehr er unter diesem Verdacht gelitten haben
muss! Er spürte, dass die Diagnose zutraf, und doch kämpfte er
gegen die unumgängliche Wahrheit an. Vielleicht war er ein Stück
weit erleichtert, als ich ihm den Vorschlag machte, weil er wusste,
dass er nicht weiter schauspielern müsste. Trotzdem stellte er sich
zunächst arglos.

»Wie meinst du das?«

»Vielleicht erinnern Sie sich noch an unser Gespräch vor ei-
nem Jahr. Ich glaube, dass bei Ihnen ein Defizit vorhanden ist. Ich
habe mit Ihnen und Ihrer Familie versucht darüber zu sprechen,
aber keiner will mir glauben. Doch sie sind nicht der Mann, den
ich seit 25 Jahren kenne.«

Überraschenderweise stimmte er sofort ohne Widerworte zu,
er wollte nur nicht allein zum Neurologen gehen, sondern mit
mir. Das war wieder ein Trick, sich niemandem weiter anvertrau-
en zu müssen. Aber dieses Mal lehnte ich ab. Es war an der Zeit,
dass er sich mit dem, was kommen würde, auseinandersetzte.
Kein Weg ging daran vorbei, dass er seine Familie ins Vertrauen
zog. Bettina war zu dem Zeitpunkt in Bayern im Urlaub. So fuhr
er mit seiner anderen Tochter zu der Untersuchung bei Prof. Hans
Georg Nehen in die Memory-Clinic in Essen.

Der Termin bei Prof. Nehen war am 4. Januar 2010. Seid die-
sem Tag stand unwiderruflich fest: Rudi Assauer ist an Alzheimer
erkrankt. Seine größte, schlimmste Angst wurde Realität. Wie oft
hatte er gesagt: »Nicht diese scheiß Krankheit.« Und dann er-
wischte sie ihn doch.

Nach außen zeigte er sich kühl. Er kam zurück ins Büro und
bemerkte fast beiläufig: »Jetzt haben wir es schriftlich.« Danach
war das Thema wieder tabu. Ganz selten kamen mal Äußerun-
gen wie: »Söldnersche, du weißt, meine Birne ist nicht fit, ich
muss trainieren.« Wir machten dann Kreuzworträtsel oder gingen

sämtliche Spieler der Schalker Eurofighter durch. Eine weitere Methode, sich mitzuteilen, war der Umweg über die dritte Person: »Wenn dann bei einem die Birne nicht mehr funktioniert.« Wie extrem ihn das Versteckspiel belastet haben muss, stellte ich nach der Diagnose fest. Er wurde ganz eigenartig. Erstens riss er sich nicht mehr zusammen und ließ sich fallen. Alle seine versteckten Macken traten zutage. So schrecklich die Diagnose auch war, sie gab ihm ein wenig Freiheit zurück. Zweitens wurde er zum totalen Kontrollfreak. Er prüfte alles zigmal und begann, meine Schreibtischschubladen zu durchwühlen. So was hatte es vorher nicht gegeben. Er hat mir blind vertraut, bei uns lag immer alles offen herum. Nun behauptete er plötzlich, dass Termine von mir erfunden oder ihm untergeschoben worden seien. Meine Konsequenz daraus: Er musste alle Termine handschriftlich in seinen eigenen Planer eintragen. Zweifelte er dann wieder an der Richtigkeit des Datums, konnte er in seinen eigenen Unterlagen nachsehen.

Ich wusste, dass es ihm schlecht ging und dass er litt. Doch ich akzeptierte, dass er nicht reden wollte. Mir blieb nur, ihm zur Seite zu stehen, ihm zu helfen. Wie sollte es weitergehen? Wie sollten wir ihn vor der Öffentlichkeit schützen? Ein täglicher Balanceakt, der viele Nerven kostete. Ich war ständig auf der Hut, dass niemand etwas bemerkte. Sicher munkelten viele oder stellten hinter vorgehaltener Hand Vermutungen an. Die meisten dachten wohl, dass er ständig betrunken wäre. Dabei trank er seit Monaten keinen Alkohol mehr. Die Wahrheit sollte noch niemand erfahren.

Wir konnten das Büro nicht einfach schließen, da noch gültige Verträge eingehalten werden mussten. Erst am 30. April 2012 war alles so weit abgewickelt, dass wir es auflösen konnten. Es war eine große Erleichterung, als der Tanz auf dem Drahtseil durch seinen Schritt in die Öffentlichkeit ein Ende fand.

Ein spätes Treffen von Vater und Kind

Wie erwähnt war unser Verhältnis nicht immer eng oder leicht. Um zu verstehen, warum ich meinen Vater heute pflege, muss man unsere Geschichte kennen. Denn unsere heutige Situation ist maßgeblich von unseren beiden Charakteren geprägt und abhängig. Ich habe meinen Vater erst mit 17 Jahren kennengelernt. Meine Eltern und ich haben keinen Tag als Familie zusammengelebt. In den Sechzigerjahren war man erst mit 21 Jahren volljährig. Um heiraten zu dürfen, benötigte man die Einverständniserklärung der Eltern. Ich kam am 3. Juli 1965 zur Welt, meine Mutter wurde jedoch erst am 31. Juli 1965 volljährig, und mein Vater am 30. April 1965 – also ebenfalls deutlich nach meiner Zeugung. Der Vater meines Vaters war gegen die Ehe mit meiner Mutter, und so wurde ich also unehelich geboren. Als mein Vater später um die Hand meiner Mutter anhielt, war sie eingeschnappt, dass er sich zuvor nicht gegen seine Eltern durchgesetzt hatte.

Meine ersten zwei Lebensjahre hatten wir Kontakt zu meinem Vater. Er ging mit uns spazieren oder schenkte mir einen Schaukelesel. Ich wusste immer, wer mein Vater ist, aber ich erinnere mich nicht an diese frühen gemeinsamen Unternehmungen. Unabhängig davon behielten wir den Kontakt zu meinen Großeltern und meiner Tante bei. Darauf legten meine Mutter und ihr Mann immer großen Wert.

Wenn er Fußball spielte, durfte ich so lange aufbleiben, bis das Spiel zu Ende war. Dann saß ich vor dem Bildschirm, zeigte mit meinem Finger auf ihn und rief: »Da ist er.« Ich begriff noch nicht, dass man beim Fußball hin und her läuft, weswegen mein Finger unentwegt über die Mattscheibe flog.

Irgendwann hatte Papa seine eigene Familie, und ich war sehr gut bei meiner Mutter aufgehoben sowie bei meinem

Stiefvater, den ich Papa nannte. So hatte ich zwei Papas und eine Schwester, die ich nicht kannte. Bis ich circa acht oder neun Jahre war, fand ich das normal. Dann verfolgte mich das Bedürfnis, meinen Vater kennenzulernen. Angeregt wurde ich durch meine Klassenkameradin Andrea, die in einer ähnlichen Lebenssituation war.

Ich schrieb ihm einen Brief, auf den er gefühlskalt und eindeutig antwortete. Seine Kernaussage brach mir das Kinderherzchen: »Schreibe mir nicht mehr! Dieser Brief wird auch der letzte sein, den ich dir schreibe.« Mein Vater war für mich kein Thema mehr, ich war zu verletzt und entsetzt.

Bis der Mann meiner Mutter im September 1980 bei einem Arbeitsunfall tödlich verunglückte. Tante Karin erzählte ihrem Bruder davon, und er suchte den Kontakt zu mir. Doch ich beharrte auf meinem Standpunkt, dass ich ihn nach all den Jahren nicht bräuchte. Der Mann, den ich als meinen Vater angenommen hatte, der bei mir am Bett gesessen hatte, wenn ich krank war, der mich zur Schule gebracht hatte und meine pubertären Launen ertragen hatte, war gestorben. Ich trauerte und wollte keinen Vater, der sich die letzten 13 Jahre von mir abgewandt hatte. Trotzdem gab mir Tante Karin seine Nummer, und nachdem er sich immer wieder nach mir erkundigte, rief ich ihn an. Letztlich verabredeten wir uns. Das war im Mai 1982. Er war damals gerade auf Schalke.

Unser erstes Treffen war lustig. Papa holte mich vom Kindergarten ab, nur dass ich schon so alt war, dass ich dort ein Praktikum im Rahmen meines Fachabiturs im Bereich Sozialpädagogik machte. Wir fuhren ins Barbarossa Hotel, das heutige City Arcaden Hotel, in Recklinghausen. Meine Nervosität steigerte sich sekündlich, und zeitgleich war ich glücklich, weil wir uns nun kennenlernten. In meinem Kopf geisterte die Frage herum, worüber ich mit ihm sprechen sollte. Mit dem Mann, der mein

Vater war und trotzdem ein Unbekannter. In den ersten Minuten hatte ich um die Frage herumlavieren können, aber lange würde es nicht mehr gut gehen: Wie sollte ich ihn ansprechen? Glücklicherweise sprach er dieses Thema direkt an und schlug vor, dass wir uns erst mal Rudi und Bettina nannten, wenngleich er hoffe, dass ich irgendwann später Papa sagen könnte. Wie aus einem Mund bestellten wir ein Altbier und schmunzelten. Bevor ich mein Essen wählte, musste ich zur Toilette. Mein Vater nutzte die Zeit, um dem Kellner seinen Wunsch einschließlich aller Extras zu erklären. Dasselbe tat ich nach meiner Rückkehr, und der Kellner staunte nicht schlecht. Er fragte etwas verwirrt: »Also zweimal das Gleiche – oder ist das jetzt die Bestellung für einen?« Ohne uns zu kennen, suchten wir exakt dasselbe aus und baten sogar um dieselben Extras und Abweichungen von der Speisekarte. Da war ich zugegebenermaßen fassungslos. Liegt so etwas wirklich in den Genen? Ich hatte bis dahin immer gedacht, dass Kinder sich den Geschmack bei den Eltern abguckten oder ihn anerzogen bekamen. Es hilft uns heute unwahrscheinlich, dass Papa und ich einen so ähnlichen Geschmack haben, weil ich ihm einfach alles kochen kann, was ich mag.

Gut ein Jahr lang nannte ich ihn Rudi, bis wir eines Tages zusammen im Auto saßen und ich völlig gedankenlos Papa sagte. Vor Freude wäre er fast in eine Leitplanke gebrettert. Doch unser Verhältnis war eine Berg- und Talfahrt, Grauzonen gab es nicht. Entweder Stirn an Stirn oder Arm in Arm. Es gipfelte sogar darin, dass wir einmal im gleichen Restaurant saßen und uns nicht grüßten. Betrachtet man unsere Vergangenheit, würde man meinen, es sei unmöglich, dass wir jetzt zusammenleben und ein so inniges Verhältnis haben.

Im Laufe der Jahre näherten wir uns immer wieder an und bewahrten den Frieden beziehungsweise entwickelten eine tiefe

Zuneigung zueinander. Und im Zuge dessen versprach ich ihm, dass ich ihn pflegen würde, wenn es irgendwann einmal so weit sein sollte.

Dieses Versprechen war unabhängig von meinen Gefühlen zu ihm. Dass ich ihm helfen würde, war für mich aus zwei Gründen naheliegend. Erstens bin ich ungebunden und habe keine Kinder. Ich muss niemandem Rechenschaft ablegen. Die Entscheidung, wie ich mein Leben gestalte, liegt allein bei mir. Der zweite Grund ist meine Oma Frieda, die Mutter meiner Mutter, die Frau, die mich mit großgezogen hat und die ich über alles geliebt habe. Als ich Mitte 20 war, wurde bei ihr Alzheimer diagnostiziert. Aus Dankbarkeit für alles, was sie für mich getan hatte, wollte ich aufhören zu arbeiten und mich um meine Oma kümmern. Doch meine Familie redete auf mich ein, dass ich mir mein ganzes Leben versauen würde, wenn ich diese Verantwortung 24 Stunden am Tag tragen müsste. Schließlich gab ich nach, was ich bis heute bereue. Ich war zu feige und zu schwach, um meinen Wunsch durchzusetzen. Mich quält immer noch ein schlechtes Gewissen. Andererseits denke ich, dass es zu dem damaligen Zeitpunkt vermutlich doch richtig war. Ich habe meine Oma regelmäßig im Heim besucht und hatte kein Problem damit. Bis zu dem Moment, an dem sie bettlägerig wurde. Ab da hatte ich ein Riesenproblem. Diese starke, agile Frau war plötzlich ein Häuflein Elend. Sie verbrachte viele Jahre in diesem Zustand, Jahre, in denen ich es nicht mehr über mich brachte, sie zu besuchen. In dem Punkt bin ich genauso feige wie mein Vater.

Nachdem wir wieder Kontakt zueinander hatten, war mein Vater da, wann immer ich ihn in entscheidenden Lebenssituationen brauchte. Als Jugendliche musste ich aufgrund schwerwiegender Kieferprobleme insgesamt 23-mal operiert werden. Er vermittelte mich nach zahlreichen OPs an seinen Freund, den

Kiefer- und Gesichtsspezialisten Prof. Dr. Dr. Heinz-Gerhard Bull, der mir letztlich dauerhaft Erleichterung verschaffen konnte. Bei einer schweren Operation gab es aufgrund eines technischen Defekts Komplikationen, wodurch gut sechs Zentimeter meiner rechten Wange verbrannten. Papa kam sofort mit dem Taxi vom Flughafen zu mir ins Krankenhaus. Ich sah schrecklich aus, weswegen er mich nur wenige Sekunden ansah und dann zum Fenster ging. Er holte mehrere Male tief Luft und hatte Tränen in den Augen, als er seinen Blick wieder zu mir wandte.

Papa hasste Krankenhäuser, fuhr mich aber trotzdem alle vierzehn Tage zur Nachuntersuchung hin. Sein Terminplaner war an diesen Tagen ab mittags geblockt. Morgens arbeitete er noch, ab 14 Uhr war er dann nur noch für mich da. Egal, wie lange es dauerte – und die damaligen Schichtaufnahmen brauchten wirklich lange –, er saß im Wartezimmer und las geduldig in seinem »Kicker«.

Nach der Untersuchung nahm er sich Zeit für mich, um etwas Schönes mit mir zu unternehmen. Wir gingen Eis essen im Golfhotel Juliana oder irgendwo etwas Herzhaftes. Von jemandem, der Krankenhäuser so verabscheute und dazu noch einen stressigen Job als Manager hatte, war das eine liebevolle und tolle Geste. Davor ziehe ich noch heute meinen Hut.

Ich machte mein Fachabitur in Sozialpädagogik, weil ich anschließend dieses Fach studieren wollte. Mein Vater sagte zu mir, dass dies ein super Plan sei, um später einen privat geführten eigenen Kindergarten zu eröffnen. Ich guckte ihn an und erwiderte, dass es ausreichend staatlich und kirchlich geführte Kindergärten gäbe. Heute wäre man mit dieser Idee ganz weit vorn. Das ist so typisch für ihn. Er war immer ein Vorreiter mit Weitblick und Visionen.

Letztlich entschied ich mich gegen dieses Studium, weil es damals eine große Schwemme an Sozialpädagogen gab und ich

Angst vor der Arbeitslosigkeit hatte. Trotzdem gab mein Vater mir den richtungsweisenden Anstoß für meine Berufswahl. Er schlug mir vor, Hotelfachfrau zu lernen. Ich hatte in meiner Jugend gekellnert, weshalb ich ihn arrogant und fassungslos anstarrte und fragte, was man denn für einen solchen Beruf überhaupt lernen müsse. Ich dachte, dass ich schon alles könnte, nur weil ich wusste, wie man ein Bier zapft und mehrere Teller trägt. In diesem Moment stand ich kurz vor einer Ohrfeige. Er schaute mich mit seinem berühmten eisigen Blick an, und so machte ich mir doch noch Gedanken über diese Möglichkeit. Eins wusste ich: Ich wollte niemals einen Job, in dem ich 20 Jahre im gleichen Büro sitzen und mir jeden Tag von meiner Kollegin gegenüber anhören müsste, welches neue Gericht sie am Vorabend ausprobiert oder dass ihr Mann mal wieder eine Flasche Bier zu viel getrunken hätte. Das wäre mir zu eng und zu eintönig gewesen.

Im Hotelfach würde das anders sein. Jeden Abend andere Gäste, und wenn man wollte, konnte man in der ganzen Welt arbeiten. Als ich meinem Vater die Entscheidung mitteilte, antwortete er nur: »Das wusste ich. Mittwoch hast du ein Vorstellungsgespräch in Hohensyburg.« Er begleitete mich und wies meinen zukünftigen Chef an, mich immer doppelt so hart arbeiten zu lassen wie meine Kollegen.

Während meiner Ausbildung beschloss ich, dass ich nie wieder fragen würde, was man für diesen Beruf denn überhaupt zu lernen habe.

TEIL 2

Der Krankheitsverlauf meines Vaters

MAI 2006 BIS DEZEMBER 2011

Die drei Stadien der Demenz

Es dauert, bis man den vermutlich Erkrankten davon überzeugt hat, einen Arzt aufzusuchen. Hat man ihn endlich so weit, darf man nicht aufgeben, weil die Diagnose nicht so leicht und eindeutig ist wie bei einem gebrochenen Arm, bei Lungenkrebs oder einer Grippe. Wie diagnostiziert der Arzt Demenz?

Tückisch bei der Diagnose ist die Ähnlichkeit zu anderen Erkrankungen. Übermäßiger Alkoholkonsum, Depressionen, falsche Medikamente, Abflussstörungen der Hirnrückenmarksflüssigkeit oder eine Schilddrüsenunterfunktion können vergleichbare Symptome verursachen. Der Arzt kann erst von einer Demenz ausgehen, wenn er alle anderen Faktoren ausgeschlossen hat.

Mein Vater besuchte Dr. Spittler zum ersten Mal im Mai 2006. Davon wussten wir alle natürlich nichts. Schon zu diesem Zeitpunkt muss er gelitten haben, weil er sich niemandem mitteilen konnte. Auch aus diesem Grund möchte er, dass

Menschen offen über die Krankheit sprechen. Man kann allen Beteiligten viel Leid ersparen.

Er klagte bei Dr. Spittler über Konzentrationsstörungen, er hatte Schwierigkeiten, sich an Namen zu erinnern. Das Untersuchungsgespräch selbst verlief unauffällig. Das ist in diesem Stadium der Krankheit nicht ungewöhnlich, insbesondere bei Menschen wie meinem Vater nicht, der es gewohnt war, sich in der Öffentlichkeit seine Gefühle nicht anmerken zu lassen. Trotzdem fragte Dr. Spittler ihn gezielt nach bestimmten Alltagssituationen und beobachtete dabei, ob er konzentriert mitarbeitete, abgelenkt wirkte, depressive Verstimmungen zeigte oder andere Verhaltensauffälligkeiten festzustellen waren. Am Ende der Untersuchung erklärte Dr. Spittler meinem Vater, dass er eine Demenz vermute, er zunächst aber versuchen solle, den Alkoholkonsum stark einzuschränken. Ein Jahr später wurde mein Vater erneut vorstellig. Zu diesem Zeitpunkt hatte sich Dr. Spittlers Verdacht verhärtet. Eine weitere Behandlung lehnte mein Vater dann ab.

Für die Angehörigen ist es entscheidend, hier am Ball zu bleiben und den Erkrankten zur Behandlung zu ermutigen. Das ist natürlich insofern schwierig, als dass in dieser Phase die wenigsten Betroffenen überhaupt über ihre Situation reden wollen. Optimal wäre es, wenn der Erkrankte sich offen mitteilt und ein Angehöriger ihn bereits zu dem ersten Gespräch begleiten kann. Es klingt ein bisschen gemein, entspricht jedoch der Wahrheit: Der Patient selbst könnte ja wesentliche Inhalte des Gesprächs vergessen.

Ich kann mir nur den Vorwurf machen, dass ich meinen Vater nicht stärker bedrängt habe. Ich hatte damals noch zu viel Angst. Eine medizinische Diagnose ist die Voraussetzung für eine sinnvolle Zukunftsplanung und die Auswahl der Behandlungsmethode. Sowohl die Schwere der Demenz als auch die Form sind entscheidend. Eine Alzheimer-Erkrankung wird anders behandelt als eine Gefäßkrankheit, ein Abbauprozess des Stirnhirns oder eine Lewy-Körper-Demenz. Da mein Vater Alzheimer hat, kann ich nur für diese Erkrankung sprechen. Die Vorgehensweisen sind jedoch auch für die anderen Leiden ähnlich und gleich wichtig.

Generell wird Alzheimer in drei Stadien unterteilt, von denen jedes im Durchschnitt zwei bis vier Jahre dauert: leichtgradige, mittelschwere und schwere Demenz – wobei auch kürzere oder erheblich längere Zeiträume möglich sind. Man kann bei Alzheimer davon ausgehen, dass sich die Krankheitsveränderungen etwa in derselben Geschwindigkeit fortsetzen, in der sie sich zuvor schon entwickelt haben. Die Übergänge von Stadium zu Stadium sind fließend, und die Stadien können nicht immer klar voneinander abgegrenzt werden.

Es beginnt mit einer leichtgradigen Demenz. Im Vordergrund stehen zunächst Gedächtnisstörungen, die nicht die Erinnerungen, sondern die Speicherung neuer Informationen behindern. Zerstört werden zuerst die Nervenzellen in der Nähe des Hippocampus, dem Bereich also, der maßgeblich für die Speicherung aktueller Eindrücke verantwortlich ist. Man kann sich diese Stelle im Gehirn wie einen Verschubbahnhof vorstellen, an dem die neuesten Lieferungen für ihre spätere Lagerung bereitgestellt werden. Misslingt diese Bereitstellung, bekommt der Erkrankte schwerwiegende Probleme bei alltäglichen Aufgaben wie der Haushaltsorganisation, dem Führen seines Bankkontos und der Planung von Unternehmungen. Berufstätige Personen können ihren Beruf nicht mehr ausüben und müssen früh pensioniert werden, sie werden vom Arzt oftmals als arbeitsunfähig eingestuft.

Die Auswirkungen der Demenz auf den Arbeitsmarkt sind extrem. Schon heute kommen auf 100 Arbeitskräfte zwei

Erkrankte, eine Allianz-Studie hat ergeben, dass sich die Zahl bis zum Jahr 2050 auf fünf Erkrankte pro 100 Erwerbstätiger erhöht haben wird. Für die Betreuung eines einzelnen Kranken rechnet man bis zu zehn Angehörige und Freunde, sodass letztlich Millionen von Menschen betroffen sein werden.

Da die Betroffenen in der ersten Phase entweder selbst von ihrer Erkrankung noch nichts wissen oder partout nicht darüber sprechen wollen, ist es absurderweise in dieser Zeit schwieriger zu helfen als später, wenn die Pflegebedürftigkeit noch viel größer wird. In dieser ersten Phase sind die Betroffenen sich über das Nachlassen ihrer Fähigkeiten bewusst und fühlen sich verunsichert, deprimiert oder beschämt. Als mein Vater sich erstmals von Dr. Spittler untersuchen ließ, befand er sich eindeutig in dieser ersten, schwer erkennbaren Phase.

Merkmale des ersten Stadiums:
- Beeinträchtigungen der höheren geistigen Funktionen
- Nachlassen der Merkfähigkeit
- Einschränkung des zeitlichen und räumlichen Orientierungsvermögens
- Irritation im normalen Tagesablauf
- Wortfindungsprobleme

Das Wissen über die persönlichen Defizite nimmt im Zustand der mittelschweren Demenz ab. Der Erkrankte zieht sich in seine eigene Welt zurück. Die Einschränkungen von Gedächtnis, Denkvermögen und Orientierungsfähigkeit nehmen allmählich zu und machen eine selbstständige Lebensführung zunehmend unmöglich. Der Patient verliert die Erinnerung an die letzten Jahre und schließlich Jahrzehnte. Damit einher geht der Verlust einfachster Fähigkeiten wie beispielsweise die Benutzung eines Schlüssels, dem Essen mit Messer und Gabel oder dem

Treppensteigen. Der Wissensverlust löst Ängste aus, da der Betroffene einfachste Zusammenhänge nicht mehr einschätzen kann oder alltägliche Dinge nicht mehr wiedererkennt. Im Vordergrund steht nun eine hochgradige Unruhe, die bei meinem Vater besonders stark ausgeprägt war. Gegen Ende dieser Zeit bekommen einige Patienten Probleme mit der Entleerung von Blase und Darm. Alzheimer-Patienten gehen in ihrer Entwicklung rückwärts und kommen im späten Stadium wieder in der Kindheit an. Das Sprachvermögen nimmt ab, meist werden nur noch einfache Wörter verwendet, schließlich nur noch Laute. Die Kommunikation reduziert sich auf Gestik und Mimik.

Merkmale des zweiten Stadiums:

- Verlust des Langzeitgedächtnisses
- Die Krankheit steuert das Verhalten (»versunkenes Ich«)
- Geringe Handlungs- und Planungskompetenz
- Wortschatz schwindet, kaum noch sprachliche Ausdrucksfähigkeit
- Die Möglichkeit zur visuell-räumlichen Koordination von Bewegungen schwindet
- Kindliche Angst vor Unbekanntem
- Schwindende Kontrolle von Blase und Darm

Im Stadium der schweren Demenz ist der körperliche und geistige Abbau meist so weit fortgeschritten, dass der Patient in allen Lebenslagen Hilfe benötigt. Einfachste Fähigkeiten wie das Gehen oder Schlucken gehen verloren. Meist verliert der Alzheimerkranke die Koordinationsfähigkeit und das Gleichgewicht, das Gehen und Sitzen wird vollständig unmöglich. Die körperliche Schwäche kann Infektionskrankheiten begünstigen, die schließlich das Sterben einleiten. Wenn kein eigenständiges Essen und Trinken mehr möglich ist, müssen die Angehörigen entscheiden, ob lebensverlängernde Maßnahmen unternommen werden sollen. Letztlich gilt wie so oft, dass die Würde und die Lebensqualität des Erkrankten im Vordergrund stehen muss.

Das Gefühlsleben und die Sensibilität für zwischenmenschliche Umgangsformen bleiben bis in die letzte Phase der Erkrankung erhalten. Ein Kontakt ist häufig nur noch über Berührungen und den bloßen Klang der Stimme herzustellen. Viele Kranke haben noch lange an einfachsten Tätigkeiten Freude, wie etwa dem scheinbar ziellosen Hin- und Herräumen von Gegenständen, dem Sammeln oder Verstecken von Dingen, die ihnen interessant erscheinen. Es ist wichtig, die Freiräume für diese Aktivitäten zu erhalten.

Merkmale des dritten Stadiums:
* Nahezu vollständige Einschränkung der Bewegungsfähigkeit
* Schwere Koordinations- und Gleichgewichtsstörungen
* Schwierigkeiten beim Gehen und/oder Sitzen
* Erhöhtes Infektionsrisiko
* Verlust der Fähigkeit zur eigenständigen Nahrungsaufnahme
* Verlust der Kontrolle über Darm und Blase

Diagnose und Medikamente

Wird die Krankheit erkannt, führt der Arzt verschiedene Tests durch. Dabei ist zu beachten, dass eine Demenz nie endgültig diagnostiziert werden kann, sondern diese Tests lediglich eine Hilfestellung zur Sicherung der Diagnose sind. So gut die Tests sind, eine endgültige Sicherheit darüber, ob jemand wirklich an Alzheimer gelitten hat, kann immer nur eine Autopsie des Gehirns nach dem Tod geben.

Besonders schnell und einfach ist der Uhrentest. Die Fähigkeit, die Uhr zu lesen, verlor Papa wie gesagt bereits früh. Bei diesem Test legt der Arzt dem Patient ein Blatt mit einem leeren Ziffernblatt vor. Die Aufgabe besteht darin, die Zahlen einer Uhr einzutragen und anschließend die Uhrzeit 11:10 zu markieren. Die visuelle Desorientierung nimmt mit Fortschreiten der Krankheit so weit zu, dass am Ende nicht mehr entfernt die Ähnlichkeit zu einer Uhr zu erkennen ist. Zudem fehlt dem Erkrankten die ausreichende Assoziationsfähigkeit, um darauf zu kommen, dass er ja auch seine Armbanduhr abzeichnen könnte.

Der »Mini-Mental-Status-Test« (MMST) erlaubt anhand eines Fragebogens die Einschätzung der kognitiven Fähigkeiten wie Orientierung, Gedächtnis, Aufmerksamkeit, Rechnen und Sprache. Anhand der erreichten Punktzahl ist die Schwere der Demenz abzuleiten. Ähnlich aufgebaut ist der sogenannte »DemTect«.

Dadurch, dass Papa eine Weiterbehandlung zunächst verweigerte und die Erkrankung vor seinem Umfeld geheim hielt, wurde er zum Opfer skrupelloser Personen in seinem Umfeld. Auch darum ist es so wichtig, die ersten Anzeichen zu erkennen: Zu Beginn der Krankheit ist der Patient, egal ob berühmt oder nicht, besonders gefährdet.

Papa hatte nie viele Freunde, Bekannte ja, aber Menschen, die er Freunde nannte, gab es einige wirklich enge, aber eben nur wenige. Als er krank wurde, war schnell zu erkennen, wer von diesen Leuten ihn nur ausnutzen wollte. Ehemalige Wegbegleiter entpuppten sich als Schmarotzer. Das hört sich hart an, entspricht aber leider den Tatsachen. Rudi Assauer öffnete Türen und ließ gewisse Menschen an seinem Ruhm teilhaben. Heute wechseln diese Personen die Straßenseite, wenn sie ihn sehen. Besucht hat ihn aus dieser Riege noch niemand.

Schlimmer noch sind die, die seine durch die Krankheit entstandenen Schwächen für sich ausgenutzt haben. Mein Vater verlor die Fähigkeit, zwischen wichtigen und unwichtigen Dingen zu unterscheiden. Daher konnte jeder ihm zwischen Hauptgang und Dessert einen Vertrag unterschieben oder gleich Bargeld von ihm einfordern. Für jeden Gesunden wäre ein solcher Vorgang das wichtigste Ereignis des Abends gewesen, für meinen Vater waren die Geldangelegenheiten nicht weiter erwähnenswert. Und nicht wenige nutzten diese Hilflosigkeit aus.

Sabine und ich haben eine Liste von Personen erstellt, die meinem Vater noch Geld schulden. Sämtliche Beträge liegen im fünfstelligen Bereich. Mit läppischen 500 Euro hat sich hier niemand begnügt. Nein, lieber gleich 5000 Euro nehmen. Natürlich hört man von solchen Leuten nichts mehr, und ich behaupte, dass sie froh sind darüber, dass mein Vater sie vergessen hat. Insgesamt beläuft sich die Summe der Schulden auf etwa 100 000 Euro. Gegen eine Person, die meinem Vater 29 000 Euro schuldete, existiert ein Vollstreckungstitel. Leider ist die Person inzwischen verstorben, und bei den Erben ist nichts zu holen. Das Geld werden wir nie wieder sehen – was allerdings bei einigen lebenden Schuldnern auch nicht besser aussieht. Ohne Namen nennen zu wollen, kann ich klar sagen, dass mein Vater von einigen Geschäftspartnern aufgrund seiner Erkrankung über den Tisch gezogen wurde.

Als Angehöriger kann man wenig tun, um derartige Dinge zu vermeiden. Aber man kann durch viel Aufmerksamkeit und Nachfragen mitbekommen, was passiert. Man kann versuchen, zumindest das Schlimmste zu verhindern. Leider versucht der Kranke in dieser Phase ja noch, seine Einschränkungen zu verheimlichen, es ist schwierig, überhaupt an ihn heranzukommen. Geduld und Zuwendung sind wohl die einzigen Mittel, um ihn zu beschützen.

Eine weitere Gefahr liegt darin, dass der Erkrankte sich und andere unabsichtlich gefährdet. Die zunehmende Inkompetenz nimmt der Patient selbst nicht wahr, weswegen ihm folgenschwere Fehler unterlaufen können.

Ein Beispiel sind die Gefahrenquellen im Haushalt: Der Patient lässt den Herd an, dreht das Badewasser nicht ab, die Haustür bleibt offen stehen. Ein Bekannter erzählte mir von seinem dementen Vater, in dem offenbar schon immer ein kleiner Zündler gesteckt hatte und der diese Eigenschaft infolge der Erkrankung nicht länger unterdrücken konnte. Es fing klassisch mit Feuerzeug und Streichhölzern an. Seine Frau versteckte alle offensichtlichen Zündquellen – daraufhin zündete der Kranke mithilfe der Kochplatte ein Küchenhandtuch an. Also musste alles Entzündliche versteckt und der Herd über eine abgeschlossene Steckdose gesteuert werden. Es erstaunt immer wieder, wie erfindungsreich Menschen sein können, wenn sie einen Trieb befriedigen wollen. Letztendlich verursachte der Vater des Bekannten mit freigelegten Stromkabeln einen Brand, bei dem glücklicherweise nichts Schlimmes passierte. Der Mann muss inzwischen 24 Stunden am Tag bewacht werden. Das hört sich nach einem extremen Fall an, aber leider sind diese Verhaltensmuster nicht selten. Die Liste ließe sich ewig fortführen.

Mein Vater hatte den Ruf, ein Macho zu sein, und zumindest im Haushalt traf dies hundertprozentig zu. Er rührte keinen Finger. Vor vielen Jahren bekam er einmal Hunger und kochte sich tatsächlich sein Bockwürstchen in der Kaffeemaschine. Wegen der Unfälle im Haushalt mussten wir uns insofern weniger Sorgen machen. Prinzipiell sollte man sich jedoch eine Grundregel merken: Der Alzheimer-Kranke muss vor sich selbst geschützt werden wie ein Kind. Lässt jemand immer wieder den Herd an oder will ihn als Feuerquelle missbrauchen, schraubt man die aktuelle Sicherung heraus und schmeißt sämtliche Ersatzsicherungen weg, die noch im Haushalt vorrätig sind. Der Patient wird vermutlich nicht mehr in der Lage sein, sich die richtigen Sicherungen nachzukaufen.

Vergisst der Patient grundsätzlich, die Kerzen auszublasen, räumt man alle Kerzen weg und ebenso alle Streichhölzer. Kauft er sich neue, räumt man sie wieder weg. Der Vorteil ist, dass auch hier der Betroffene nicht mehr die Fähigkeit besitzt, Dinge gezielt zu verbergen.

Ist der Demenzkranke noch in der Lage, allein spazieren zu gehen, verläuft sich dabei aber des Öfteren, hilft es, einen Adressaufnäher mit Handynummer in seine Kleidungsstücke einzunähen.

Verliert oder vergisst jemand grundsätzlich seinen Schlüssel, besorgt man ein Schlüsselband, das man ihm um den Hals hängen kann.

Neigt eine Person dazu, alles zu trinken, was er im Haushalt findet, bringt man Schlösser an den Schränken an.

Die Aufgabe des Betreuenden besteht darin, stets mitzudenken und alles mehrmals zu kontrollieren.

Die zweite große Gefahrenquelle neben dem Haushalt ist der Straßenverkehr, und hier hatten wir wirklich Grund zur Sorge. Mein Vater war nicht mehr in der Lage, Geschwindigkeit und Abstand einzuschätzen, wodurch es ja auch zu dem kleinen Auffahrunfall auf der Kurt-Schumacher-Straße kam. Mein Vater beschloss, nicht mehr selbst fahren zu wollen, leider ist jedoch nicht jeder Patient so einsichtig. Dieser Schritt weg von der Unabhängigkeit ist für viele sehr schwer. Einige Patienten wollen absolut nicht aufhören, selbst zu fahren, sie büxen immer wieder aus und steuern allein durch die Gegend.

Dr. Spittler handhabt es so, dass er seine Patienten schon frühzeitig dafür sensibilisiert, dass der Zeitpunkt kommen wird, an dem man nicht mehr fahren kann. Er erklärt, dass es nicht mehr geht, wenn im Grunde der Moment noch nicht endgültig gekommen ist, sodass der Verständnisprozess noch eine Weile in Anspruch genommen werden kann. Es macht Sinn, dem Erkrankten zu erklären, dass schlimmstenfalls bei einem Schaden trotz der Kfz-Haftpflichtversicherung eine finanzielle Mitverantwortung entstehen kann. Man kann versuchen, den Patienten in die Entscheidung einzubeziehen, indem man ihm vorschlägt, eine freiwillige Prüfung der Fahrtauglichkeit bei der Führerscheinstelle des TÜV abzulegen. Oftmals fügt sich der Erkrankte den Fakten, sobald eine offizielle, unabhängige Stelle ein Urteil fällt. Diese Prüfung kostet ungefähr 150 Euro.

Es zeigt sich, dass gerade ältere Frauen große Probleme haben, ihrem Mann das Fahren zu verbieten, weil sie oftmals selbst unsicher im Straßenverkehr sind und entsprechend ganz froh, wenn jemand das Fahren für sie übernimmt. Dem Erkrankten einfach den Schlüssel wegzunehmen, ist, solange es noch keine entsprechende Vollmacht gibt, nicht erlaubt. Am besten greift man auch hier zu einem Trick: Man versteckt den Schlüssel. Sieht ein Erkrankter partout nicht ein, dass er nicht mehr fahren darf, kann der Arzt aufgrund seiner Ordnungspflicht seine Schweigepflicht brechen und das Amtsgericht informieren. Zu dieser äußersten Maßnahme hat Dr. Spittler bisher jedoch noch nie greifen müssen.

Zur Beruhigung sei vielleicht gesagt, dass die Menge an Katastrophen – abgebrannte Wohnungen, schwerwiegende Unfälle, gefährliche Verletzungen – infolge eindeutiger Demenzsymptome prozentual nicht wesentlich höher liegt als bei anderen Menschen auch.

Da mein Vater eine Behandlung zunächst verweigerte, erfolgte zunächst auch keine Medikamentierung. Ein weiteres Problem – denn hiermit sollte so früh wie möglich begonnen werden.

Mein Vater begann mit der Einnahme erst nach seiner endgültigen Diagnose im Januar 2010. Dr. Spittler hatte ihm jedoch bereits 2007 geraten, sich um eine passende medizinische Betreuung zu kümmern, sodass mein Vater im Grunde also drei Jahre verloren hat. Die Ärzte in der Memory Clinic in Essen verschrieben meinem Vater Reminyl (ein Demenzpräparat zur Verlangsamung der Gehirnschädigung), Remergil (ein Antidepressivum), Risperdal (ein Neuroleptikum) und Zopiclon (ein Schlafmittel).

Man weiß nicht, wie die Krankheit verlaufen wäre, wenn Papa diese Präparate schon früher bekommen hätte. Dr. Spittler sagt, dass die Demenz bei meinem Vater einen schnellen Verlauf nimmt. Betrachtet man nur die Krankheit, geht es ihm schlecht – sein Kartenhaus ist an vielen Stellen bereits eingebrochen. Körperlich und emotional hingegen ist er fit und zufrieden. Das ist durchaus nicht widersprüchlich: Es gibt immer wieder Patienten, die eine hohe Gehirnleistung haben und sich trotzdem immer schlechter fühlen. Der Grund ist, dass sie körperlich extrem eingeschränkt sind und ihre Grundstimmung deshalb leidet.

Dr. Spittler erklärte mir, dass bei Alzheimer eine Medikamentengruppe eingesetzt würde, die den Stoffwechsel im Gehirn dahingehend beeinflusst, dass die Nervenzellen nicht so schnell absterben. Leider ist der Prozess nicht gänzlich aufzuhalten. Man müsse sich den Vorgang eher wie eine verlängerte Bremsstrecke vorstellen – man könne noch etwas länger fahren und bleibe nicht sofort stehen, sondern erst in 100 Kilometern. Durch die richtigen Medikamente kann eine gravierende Veränderung um bis zu zwei Jahre verzögert werden. Müsste der Patient beispielsweise den Führerschein in fünf Jahren abgeben, kann er mit der richtigen Medikamentierung noch sieben Jahre fahren. Je früher man anfängt, umso länger können wesentliche Kompetenzen erhalten werden.

Selbstverständlich gelten Angaben wie diese immer unter dem Vorbehalt, dass jeder Krankheitsverlauf unterschiedlich ist und niemals vorhersehbar. Der genaue Erfolg eines jeden Präparats ist schwer vorherzusagen – ein Erfolg tritt jedoch immer ein.

Traurig ist, dass nur rund 20 Prozent der Alzheimerpatienten überhaupt Medikamente bekommen, da die Krankheit häufig so spät diagnostiziert wird, dass sie nicht mehr helfen würden.

Wichtig sei vor allem, sofort mit einer höchstmöglichen Dosierung zu beginnen. Es gibt Leitlinien, die ein anderes Vorgehen vorsehen. Dr. Spittler ist jedoch der Meinung, dass Leitlinien dazu gemacht sind, sich an ihnen zu orientieren, und nicht, um sich strikt an sie zu halten. Bei einer vorgeschriebenen Richtgeschwindigkeit von 130 km/h fährt der eine 80 km/h und der andere 180 km/h.

Die Medikamente sollen das Absterben der Nervenzellen verlangsamen. Was erhofft man sich also von einer niedrigen Dosierung? Was verloren ist, ist verloren und kommt nicht wieder. Der Demenzkranke kann nichts mehr lernen. Deshalb gilt hier das alte Sprichwort: Viel hilft viel, viel bremst viel. Alzheimer ist im medizinischen Sinne nicht behandelbar. Das heißt, die Erkrankung kann nicht rückgängig gemacht, gestoppt oder geheilt werden. Man kann lediglich mit den richtigen Medikamenten den Verlauf beeinflussen.

Ihre Wirkung verlieren die Medikamente nie, doch irgendwann gibt es nichts mehr zu bremsen. Bei einem Patienten, der komplett desorientiert ist, der nicht mehr allein essen kann und rund um die Uhr Hilfe braucht, ist das Kartenhaus bereits vollständig eingestürzt. Das Medikament findet keinen Boden mehr, an dem es sich festsetzen kann.

Irgendwann müssen der Arzt und die Angehörigen dann den Moment erkennen, an dem die Lebensqualität nicht mehr länger verbessert werden kann und es ratsam ist, die Medikamente gänzlich abzusetzen. Für die Ärzte ist dies eine sehr schwere Entscheidung. Denn schnell bewegt man sich in ethischen Grauzonen. Was ist Lebensqualität? Wann sind die Ressourcen aufgebraucht? Wann wird das Fortschreiten der Krankheit wirklich nicht mehr gebremst? Sobald diese Fragen auftreten, stehen die Angehörigen auf der Matte und meinen, dass der Arzt sich irrt. Schließlich ist es unser sehnlichster Wunsch, dass unsere Lieben so lange wie möglich fit bleiben. Und wir sind irreal. Im Grunde wissen wir, dass immer mehr Fähigkeiten verloren gehen, dass längst kaum noch etwas geht. Aber wir sehen die Erkrankten jeden Tag, weswegen die Veränderungen uns nicht so gravierend scheinen. Wenn nach dem Ende der Medikamentierung der nächste Rückschritt erfolgt, glauben viele Angehörige zudem, dass ein Zusammenhang zu den fehlenden Präparaten bestünde. Der nächste Rückschlag wäre aber ohnehin gekommen. Papa kann noch allein essen, und vielleicht wird er es nie verlernen. Verbessern wird sich sein Zustand aber auf keinen Fall. Der Stand ist so, wie er ist. Sollte er eines Tages wieder etwas verlernen, hätte kein Medikament der Welt das verhindern können.

DEZEMBER 2011 BIS SEPTEMBER 2012

Er kam, setzte sich und blieb – Wie Papa einzog

Am 12. Dezember 2011 sollte mein Vater für maximal zwei Wochen bei mir in meinem Haus in Herten wohnen. In seiner Villa in Gelsenkirchen-Buer, nur wenige Minuten von der

Veltins-Arena entfernt, konnte und wollte er wegen der Trennung von seiner damaligen Frau Britta nicht bleiben.

Die letzten Monate, bevor er zu mir zog, stellten Sabine und ich fest, dass etwas mit ihm nicht stimmte. Papa äußerte immer wieder, dass wir ihm helfen sollten, dass er die Situation bei sich zu Hause so, wie sie war, nicht mehr wolle, dass es einfach nicht mehr schön sei. Oft verlangte er von mir, dass ich nicht wieder gehen, sondern bei ihm bleiben möge. Wir waren uns nicht sicher, ob er Wahnvorstellungen aufgrund seiner Krankheit hatte oder sich tatsächlich etwas veränderte. Zudem befürchteten wir, dass wir aus übertriebener Liebe hysterisch reagierten. Wir blieben weiterhin wachsam.

Nachdem er eindringlicher und immer verzweifelter um Hilfe bat, beschlossen wir, einen befreundeten Rechtsanwalt mit ihm sprechen zu lassen. Vielleicht würde er herausfinden, wie seine häusliche Situation tatsächlich war. Mein Vater sagte ihm genau das Gleiche wie uns. Er wolle so nicht mehr leben. Uns wurde klar, dass wir handeln mussten.

Es war von vornherein klar, dass ich mich um meinen Vater kümmern würde, wenn es einmal so weit sein sollte. Das hatte ich ihm schon vor langer Zeit versprochen. Wir entschieden, dass er übergangsweise für zwei Wochen zu mir kommen und dann mit mir in die Villa zurückkehren würde. Diese war schon so gut wie verkauft und die Übernahme war schon vorbereitet. Die Idee war, dass er zu seinen persönlichen Lebensumständen nicht auch noch sein Umfeld ändern müsste. Daher packten wir nur das Nötigste zusammen – ein Paar Schuhe, ein Paar Adiletten, vier Hemden, eine Jeans, eine Jogginghose, Unterwäsche. Die Übergangslösung schien uns in Ordnung, weil er mein Haus kannte. Er war schon oft bei mir gewesen und hatte sich immer wohlgefühlt. Längerfristig wollten wir die Villa verkaufen, da sie viel zu groß für uns beide gewesen wäre, und uns dann überlegen, wo wir dauerhaft unterkommen könnten. Mein Haus kam und kommt noch immer als Dauerlösung nicht infrage, da es über zwei Etagen geht und keine behindertengerechte Ausstattung bietet, also keine breiten Türen, keine begehbare Badewanne und keinen Raum im unteren Bereich, den wir für ihn umbauen könnten, wenn er die Treppe nicht mehr gehen kann.

Papa kam am Tag seines Einzugs in die Wohnung, setzte sich im Wohnzimmer auf die rote Couch und sagte: »Jetzt ist alles gut.« Er wirkte wie ein ängstliches Tier auf der Flucht. In dem Moment, als er sich setzte, wusste er, dass die Flucht vorbei war und er sicher sein konnte. Endlich konnte er beginnen, sich zu erholen.

Britta Assauer weigerte sich auszuziehen. Sie verließ die Villa nicht wie vereinbart am 16. Dezember 2011, sondern teilte uns per Anwaltsschreiben am Vorabend mit, dass sie bleiben werde. Am 17. Dezember versuchte ich mit Sabine Söldners Mann Rolf, Kleidung und persönliche Gegenstände meines Vaters aus seinem Haus zu holen, was sich jedoch als unmöglich herausstellte. Erst nach zahlreichen Verhandlungen musste Britta Assauer am 16. Mai 2013 die Villa verlassen, fast eineinhalb Jahre später als geplant.

Also blieben wir bei mir, und aus einer Kurzzeit-WG in Herten wurde ein dauerhaftes Zusammenleben in meinem Haus. Papa und ich haben unsere Schlafzimmer oben direkt nebeneinander. Neben Papas Zimmer befindet sich das Bad, sodass er es nah hat, wenn er nachts mal raus muss.

Vielleicht war es am Ende sogar am besten, dass wir nicht zurückgegangen sind. Die Villa ist aus seinem Kopf verschwunden – mit all den schlechten Erinnerungen, die womöglich nur wieder hochkämen, sobald er dort leben würde. Wenn wir vorbeifahren, sagt er neutral: »Das war mal meine Hütte.« Oder er zeigt gar keine Reaktion. Das ist ganz anders bei seinem Elternhaus in Herten. Wenn wir dort vorbeikommen, strahlt er, und an guten Tagen können wir über seine Kindheit reden.

Und so traurig die Krankheit meines Vaters ist, nach 47 Jahren bekam ich das, was ich mir immer gewünscht hatte. Man kann sagen, dass uns die Krankheit wieder zusammengeführt hat. Ich lebe mit meinem Papa unter einem Dach. Nur, dass er jetzt ähnlich wie ein Kind Hilfe braucht. Ich, seine Tochter, gebe ihm diese Hilfe – wir haben die Rollen getauscht. Seitenwechsel, ein Wort, das mein Vater aus seinen vielen Fußballjahren noch heute kennt, ohne sich an die Bedeutung erinnern zu können. Vielleicht hört es sich merkwürdig an, doch ich bin glücklich über die Chance, nun so viel Zeit mit ihm verbringen zu dürfen. Ich denke nicht, dass wir ohne die Krankheit diese Zeit noch bekommen hätten. Dies schöne, intensive Zeit.

Papa, jetzt bin ich für dich da

Meine beiden Omas und mein Onkel Lothar, Papas 13 Jahre älterer Bruder, litten unter Alzheimer. Ich kenne das Krankheitsbild und die Auswirkungen. Doch was macht die Krankheit, wenn man 24 Stunden mit ihr lebt und es den eigenen Vater betrifft?

Die Bettina Michel, die ich vor dem 12. Dezember 2011 gewesen bin, existiert nicht mehr. Seitdem gibt es nur noch Bettina und Rudi, keiner von uns beiden kann noch ein eigenständiges Leben führen. Er nicht, weil er nicht mehr eigenständig ist. Ich nicht, weil ich für ihn sorge. Wenn ich nicht da bin, bin ich in Gedanken trotzdem bei ihm. Im Hintergrund tickt immer eine Zeitbombe, die mir einbläut: »Es könnte, es könnte, es könnte …« Keine Entscheidung ist mehr spontan, keine Verabredung läuft mehr ungeplant. Kein Mensch, Angehöriger oder Arzt kann einem eine Anleitung geben, wie man sich Tag für Tag verhalten soll. Jeder Patient ist anders. Nur die eigenen Erfahrungen helfen.

Seit der Trennung von meinem langjährigen Freund im Dezember 2008 habe ich allein gelebt, und das sogar sehr gern. Ich bin ein geselliger Mensch, treffe mich oft mit Freunden und empfange Besuch. Ein Hobby und eine große Leidenschaft von mir ist das Kochen. Darum finde ich es herrlich, wenn Leute zu mir kommen und ich sie bekochen kann. Aber nach einem geselligen Abend bin ich froh, wenn ich die Türe hinter mir zumachen kann und meine Ruhe habe. Das ist heute natürlich nicht mehr möglich. Ruhe und Alleinsein gibt es nicht mehr. Papa ist immer da. Eigentlich hätte ich mich langsam in die Situation eingewöhnen müssen, doch dafür war keine Zeit. Es ist, als würde man ins kalte Wasser geworden und müsste sofort losschwimmen. Als müsste man einen Marathon laufen, ohne Vorbereitungszeit und ohne Training. Vermutlich ist die Umstellung leichter, wenn die Angehörigen schon vor Ausbruch der Krankheit zusammenwohnen.

Als mein Vater bei mir einzog, war seine körperliche und psychische Verfassung extrem schlecht. Mein starker Papa war auf 77 Kilo zusammengeschrumpft, gute 15 Kilo von seinem Normalgewicht entfernt. Mit leeren, fast toten Augen starrte er vor sich hin, vollkommen unbeteiligt. Körperlich hatte er der Krankheit nichts mehr entgegenzusetzen.

Zu dem Zeitpunkt war er auf umfassendere Hilfe angewiesen als heute, obwohl die Krankheit bei Weitem noch nicht so weit fortgeschritten war. Seine Angstzustände waren damals extrem. Er lief wie ein alter Mann. Kleine Tippelschritte, die Schultern hochgezogen und nach vorn gebeugt, der Blick nach unten gerichtet. Damals dachte ich nur: »Den kriegen wir nicht mehr hin.« Ich hatte richtig Panik.

Wochenlang musste ich ihn sogar füttern. Er konnte nicht mehr mit Messer und Gabel essen. Sogar das Schlucken fiel ihm schwer. Er war so abwesend, dass er beispielsweise den Teller wie einen Suppenteller in beide Hände nahm und das Steak, die Kartoffeln und das Gemüse trinken wollte.

Einmal gab es zum Abendessen Heringsfilet mit Pellkartoffeln, was Papa total liebt. Ich stellte ihm im Wohnzimmer ein Getränk und seinen Teller hin und holte meinen aus der Küche. Als ich zurückkam, erschrak ich fürchterlich. Er würgte und rang nach Luft. Noch heute sieht man die Macken im Tisch, weil ich ihm die Gabel aus der Hand riss und auf die Platte knallte. Der Fisch steckte Papa im Hals und ragte zum restlichen Teil aus seinem Mund. Hektisch fasste ich nach dem Hering und zog ihn heraus. Papa rang nach Luft. Wäre es nicht so entsetzlich gewesen, hätte man lachen können. Solche Szenen gibt es normalerweise in Klamauk-Filmen. Von einer auf die andere Sekunde hatte ich wieder etwas dazugelernt: Heute wird alles klein geschnitten serviert.

Dinge, die für ihn inzwischen wieder einfach sind, waren damals unmöglich. Beim Kämmen fuhr er sich mit der Hand wirr durch die Haare, mit einem Kamm wusste er nichts anzufangen. Seine motorischen Fähigkeiten lagen brach. Papa trinkt gern diese isotonischen Getränke. Als befürchte er, dass jemand sie ihm wegnehmen könnte, hielt er sie zu Anfang krampfhaft fest, wobei er nicht imstande war, die Flasche zu öffnen. Das war ein stetiger Kampf. Einerseits wollte er sie öffnen, um zu trinken, was ihm selbstständig jedoch nicht mehr gelang. Andererseits wollte er die Flasche nicht aus der Hand geben. Es war zudem mein Wunsch, dass er es ohne meine Hilfe schafft.

Seine Medikamente, die er damals in zu hoher Dosis nahm, machten ihn unselbstständig. Die Patienten sind durch die

Medikamente sowieso schon ein Stück weit ferngesteuert, ein wenig gelähmt an Geist und Körper. In der doppelten Dosierung entwickelten sich die Nebenwirkungen regelrecht zu einer Katastrophe. Seine Angstattacken konnten nur durch Risperdal kontrolliert werden. Zwischendurch überlegte ich, ob ich die Neuroleptika einmal selbst ausprobieren sollte, um ihre Wirkung am eigenen Körper zu erfahren. Das wäre jedoch nur gegangen, wenn jemand in dieser Zeit auf Papa aufgepasst hätte. Ich konnte mir keine Experimente erlauben, ich musste für meinen Vater da sein.

Die Anfangsphase war unbeschreiblich schlimm. Für meinen Vater und auch für mich. Dr. Spittler sagt, er habe einen solchen Fall, bei dem sich über einen derart langen Zeitraum sämtliche Begleiterscheinungen der Krankheit zeigen, in seiner gesamten Laufbahn als Arzt erst einmal erlebt. Meiner Meinung nach hängt dies mit dem unsäglichen Lebensumstand vor unserer Zeit zusammen. Er fragt sich heute noch, wie ich diese Zeit durchgestanden habe. Die Frage kann ich nicht beantworten, weil ich die Anfangsphase zwar als anstrengend empfunden habe, aber nie die Zeit hatte, wirklich darüber nachzudenken.

Mein Vater kämpfte Tag und Nacht gegen die Krankheit an. Er schien seinem alten Leben hinterherzulaufen, er lief und lief. Wie ein Raubtier im Käfig, immer hin und her. Die ersten vier Monate waren die reinste Tortur. Mehrmals am Tag und leider auch in der Nacht stand er ohne ersichtlichen Grund auf und rannte ungefähr eine Stunde durch die Wohnung. Ziellos. Er machte die Nacht zum Tage. Dabei zeigte er die Symptome einer Panikattacke – Schwitzen, Herzrasen, Atemnot. Meistens umrundete er ununterbrochen unseren Wohnzimmertisch und den danebenstehenden beigen Diwan. Er brabbelte unverständliche Worte. Manchmal hörte man heraus, dass er etwas dringend erledigen müsse.

Ich konnte nichts für ihn tun, außer da zu sein, in seinem Blickfeld zu bleiben und ihm ein Gefühl von Ruhe zu vermitteln. Heute kann man ihn, wenn man merkt, dass er unruhig wird, in den Arm nehmen. Das war zu dem Zeitpunkt undenkbar. Papa war in dieser Zeit sehr schreckhaft, weswegen ich sehr darauf achten musste, mich ihm nur langsam und von vorn zu nähern. Vor schnellen, ruckhaften Bewegungen zuckte er ängstlich zurück. Manchmal gelang es mir für kurze Augenblicke, mich mit ihm hinzusetzen und ihn in den Arm zu nehmen. Seine Anspannung ließ nach. Dann machte es klack, und nach wenigen Verschnaufsekunden sprang er wieder auf und tigerte weiter herum.

Was mich am meisten berührte, waren seine Augen. Diese nach Hilfe schreienden, traurigen Augen. Wenn ich daran zurückdenke, fange ich heute noch an zu weinen und bekomme am ganzen Körper eine Gänsehaut. Sie sagten: »Mach was, bitte hilf mir.« Mit seinem ganzen Körper zeigte er, wie viel Druck und Angst er empfand.

Dr. Spittler weiß auch nicht, wodurch diese Unruhe beim Patienten ausgelöst wird. Vielleicht entsteht sie infolge der großen Unsicherheit – der Erkrankte will seine Umgebung erkunden, um sich einen Überblick zu verschaffen, und deshalb läuft er hin und her. Das Symptom der Unruhe ist typisch für alle Alzheimerpatienten, aber selten so stark ausgeprägt und lange andauernd wie bei meinem Vater.

Eins ist allerdings ganz wichtig. Sollte ein Patient während dieser Phase einen lichten Moment erleben, also seine Krankheit bewusst wahrnehmen und mit noch größerer Panik reagieren, so darf man die Situation nicht schönreden. Es wäre leicht, wenn man einfach sagen könnte: »Keine Sorge, alles wird wieder gut. Ist nicht schlimm.« Doch damit bewirkt man nur das Gegenteil einer Beruhigung. Der

Kranke weiß, dass nichts in Ordnung ist. Darum müssen wir etwas tun, das uns selbst wehtut: Wir müssen die ungeschönte Wahrheit aussprechen. »Ja, es ist schlimm, aber wir werden es gemeinsam schaffen.« Es ist dann an den Betreuern, die Angst auszuhalten und darauf zu hören, was in der Seele des Betroffenen vor sich geht. Ein Kind vertraut seinen Eltern auch mehr, wenn diese bei einem Gewitter zugeben, dass sie früher selbst Angst gehabt haben – anstatt dass sie behaupten, das Donnern und Blitzen hätte nichts Beängstigendes.

Wenn man sich vor Augen führt, was in dem Erkrankten vorgeht, kann man nachvollziehen, weswegen er so leidet. Alle Erinnerungen, die den Menschen ausmachen, verblassen und verschwinden letztlich ganz. Der Erkrankte verliert sein Leben rückwärts. Konnte er sich gestern noch an die Zeit von 1944 bis 2006 erinnern, so reicht es heute vielleicht nur noch von 1944 bis 2005.

Um die Krankheit zu versinnbildlichen, habe ich schon das Beispiel des Kartenhauses bemüht. Auch für das allmähliche Verschwinden der Erinnerungen gibt es eine vereinfachte Darstellung. Der Kopf ist eine Bibliothek, in die von Geburt an Bücher gestellt werden. Diese Bücher stehen symbolisch für die Geschichten, die uns ausmachen, für das Wissen, das wir uns angeeignet haben. Wir bewahren in unserer eigenen Bibliothek unsere ganz persönlichen Sachbücher und Romane auf. Ich finde dieses Bild ganz allgemein sehr schön, auch wenn man gerade keine Krankheit erklären muss.

Bei einem Alzheimerkranken jedenfalls wird diese Bibliothek nun Buch für Buch gelehrt. Dabei wird das Buch, das als Letztes hineingestellt wurde, als Erstes entfernt. Nach und nach verschwinden die neuesten Werke. Mal mehrere Bücher gleichzeitig, mal nur eins. Am Ende steht nur noch unser allererstes

Kinderbuch im Regal, und wird schließlich auch dieses Buch herausgenommen, so muss die Bibliothek schließen. Es bleibt ein leeres, nutzloses Gebäude zurück, das zwar noch über eine prinzipiell funktionierende Infrastruktur verfügt, ansonsten aber nicht mehr benutzt werden kann. Der Kranke weiß, dass er älter ist und schon lange lebt, aber er kann sich nicht mehr an sein Leben erinnern.

Ein weiteres Problem, das entstand, weil mein Vater diese große Unruhe in sich trug und ich ihn so spontan bei mir aufgenommen hatte, war die Vorbereitung des Hauses. Über diesen Aspekt hatte ich mir wenig Gedanken gemacht, hätte auch gar nicht gewusst, was wichtig gewesen wäre. Mit den richtigen Vorkehrungen kann man sich jedoch einige Mühen ersparen. Papa ist in mein ehemaliges Gästezimmer gezogen. Es war gemütlich und »besuchsgerecht« eingerichtet. Ein Bett, eine Kommode, in der ich unter anderem meine Aktenorder aufbewahrte. Wir mussten das Zimmer sehr bald auf ihn abstimmen. Die Kommode musste weg, weil er sie ständig ausräumte und sowieso alles von rechts nach links drehte. Heute steht sein Bett mit Nachttisch in diesem Zimmer, eine Konsole mit Fernseher, eine kleine Lampe und ein Kleiderschrank. Als Dekoration dient ein kleines DFB-Männchen, einige Karaffen, eine Einladungskarte von Hoppy Kurrat zu dessen siebzigstem Geburtstag, ein Elfenmädchen und ein Muff, wobei diese Dinge so hoch stehen müssen, dass er sie nicht herunternimmt und sich damit verletzt. Da es jedoch gemütlich sein soll, wollte ich auf seine Andenken nicht verzichten. Ein gut funktionierender Kompromiss.

Mein Vater liebt es, Gegenstände zu verstecken. Einmal habe ich drei Tage lang mein Handy gesucht. Das macht er gern ganz nebenbei, wenn mehrere Personen am Tisch sitzen.

Plötzlich fehlt etwas, und Papa amüsiert sich. Daher immer besondere Obacht, wenn »Elster-Assauer« am Tisch sitzt.

Seinen Kleiderschrank haben wir zugebunden, weil dieser sonst gleich zwei seiner Lieblingsbeschäftigungen ermöglichen würde: Dinge herauskramen und Dinge verstecken. Bei der Oma väterlicherseits, die ebenfalls an Alzheimer litt, hing einmal ein fürchterlich strenger Geruch im Zimmer. Bis uns auffiel, dass sie ihre Lebensmittel unter der Kleidung versteckte. Einem ähnlichen Vorfall wollte ich in unserer Wohnung vorbeugen, und deshalb sind bei uns alle Türen in der oberen Etage, abgesehen von der Zimmertür meines Vaters und der Badezimmertür, abgeschlossen. Ich werde ihn auf keinen Fall einschließen, weswegen es so herum das Beste ist. Ich verstehe ehrlich gesagt nicht, dass andere von einem wirklichen Problem berichten. Es bedarf doch nur ein wenig Selbstdisziplin, um die Tür hinter sich abzusperren.

Die Tendenz abzuhauen gab es bei Papa nie, was nicht auf alle Patienten zutrifft. Es ist erstaunlich, wie schnell die Erkrankten plötzlich werden können, wenn ihnen der entsprechende Gedanke in den Kopf kommt. Ich habe zur Sicherheit einige Schlösser an den Fenstern angebracht. Eine Angewohnheit oder vielleicht auch ein Tick von meinem Vater war es, die Fenster überall zu öffnen und offen stehen zu lassen. Papa wollte zwar nicht hinaus, aber es hätte jeder hinein gekonnt. Zunächst lief ich den ganzen Tag hinter ihm her und schloss die Fenster. Man kann sich durch Kleinigkeiten wie etwa ein Schloss viel Zeit und Nerven sparen.

Die Haustüre ist immer abgeschlossen, was ich schon so gehandhabt habe, als ich noch allein wohnte. Mein Vater hat vergessen, wie man einen Schlüssel benutzt, die unabgeschlossene Tür zu öffnen, ist jedoch kein Problem. Er weiß, dass er nicht ohne meine Aufforderung zur Tür gehen darf. Mein

Vater hat sich so weit zurückentwickelt, dass er eine freundliche, kindlich naive Einstellung zu allem hat – er wäre jedem Menschen mit böser Absicht schutzlos ausgeliefert, da er noch davon ausgeht, dass alle es gut mit ihm meinen. Zudem könnten uns immer Reporter oder Schaulustige überraschen, was insbesondere in der ersten Zeit ein Problem gewesen ist, als uns ständig die Fotografen auflauerten, um ein Foto von meinem Vater zu schießen. Vermutlich haben diese Leute geglaubt, dass er sabbernd und mit Windeln in der Tür stehen würde. Das wird niemals passieren. Rudi Assauer sieht aus wie immer. Sein Gehirn wird schwächer, aber man hat ihm nicht den Kopf aufgeschnitten und es ihm gänzlich amputiert.

Wenn wir eine liebe Person erwarten, schließe ich die Tür vorher auf und rufe meinem Vater dann aus der Küche zu, er solle mal aufmachen. So etwas genießt er, weil er immer extrem gesellig gewesen ist und gern Leute bei sich zu Hause hatte. Diese Kleinigkeiten verleihen ihm ein Gefühl von Normalität. Die Erfolgserlebnisse des Alltags sind enorm wichtig – als gesunder Mann war er es gewohnt, bewundert zu werden, ein starker Mann zu sein. Er soll sich nicht schwach und klein fühlen, nur weil seine Leistungsfähigkeit nachlässt.

Für die Betreuung muss man langsam ein Gefühl entwickeln. Anfangs war der Umgang mit meinem Vater geprägt von meiner Angst um ihn und der Angst, etwas falsch zu machen. Auch hier gilt: Es ist noch kein Meister vom Himmel gefallen. Zum Glück habe ich Dr. Spittler an meiner Seite, der mir so oft geholfen hat, dass ich inzwischen wieder stark und souverän bin. Als Papa nicht schlafen wollte, hatte ich Angst, ihm noch eine zweite Schlaftablette zu geben und ihn damit möglicherweise zu vergiften. Ich will immer nur alles gut für ihn machen, aber manchmal weiß ich einfach nicht, ob ich mit dem, was ich dann tue, womöglich das Gegenteil bewirke. Dr.

Spittler hat irgendwann zu mir gesagt: »Du machst das gut und findest intuitiv den richtigen Weg. Du kennst deinen Vater und weißt, was er braucht. Verlass dich auf dein Bauchgefühl.«

Daran habe ich mich gehalten, und nur ein Mal musste ich den Arzt doch in der Nacht noch anrufen. Papa schlief vier Tage und Nächte am Stück nicht. Fast ununterbrochen rannte er, wirkte extrem panisch. Auch eine weitere Schlaftablette half nicht. Ich konnte sehen, wie er stündlich weiter abbaute. Er wurde schmaler, blasser, grauer. Obwohl er körperlich am Ende war und eigentlich vor Erschöpfung hätte einschlafen müssen, ließ er sich durch nichts beruhigen und rannte herum, redete wirr: »Wo ist meine Aktentasche, ich muss dringend was erledigen, mir fehlt die Zeit.« Mir schoss der Gedanke an ein Duracell-Häschen in den Kopf, das aufgezogen wird und sinnlos durch die Gegend hüpft. Nur dass Papas Batterie sich nicht aufbrauchte und er einfach nicht aufhören wollte. In der vierten Nacht war ich der Verzweiflung nahe. Ich machte mir Sorgen um meinen Vater und pfiff selbst aus dem allerletzten Loch. Völlig am Ende rief ich mitten in der Nacht Dr. Spittler an. Er beruhigte mich und erklärte mir, dass eine weitere Schlaftablette nicht helfen würde und ich wohl oder übel die schlaflose Phase meines Vaters durchstehen müsse. Meine Aufgabe in einer solchen Situation sei es, für meinen Vater stark zu bleiben und ihm durch meine Ruhe Kraft zu geben. Dr. Spittlers Zuspruch half mir, Selbstvertrauen und neue Energie zu gewinnen. Mit meinen letzten Reserven überstand ich diese Tage, und irgendwann legte Papa sich einfach hin. Danach schlief er den Schlaf der Gerechten. Zwei Tage lang weckte ich ihn nur, um ihm etwas zu trinken und zu essen zu geben. Er lud den Akku wieder auf.

Solche Erlebnisse machen die Betreuung schwer, weil man das Gefühl bekommt, man könne es nicht schaffen. Unsere

Aufgabe ist es, jedes überwundene Hindernis als Sieg zu empfinden. Wir haben die brenzlige Situation überstanden und sind für das nächste Mal gestärkt und sicherer.

Mir ist natürlich bewusst, dass Dr. Spittler ein Geschenk ist. Wer keinen vergleichbaren Arzt hat, sollte sich jemanden suchen, der einem in einer solchen Situation zur Seite stehen kann. Es muss kein Arzt sein. Für den Betreuer ist Zuversicht und Selbstvertrauen unerlässlich. Sich jemandem anzuvertrauen, ist keine Schwäche, es ist vielmehr eine Stärke, wenn man zugeben kann, dass man mal nicht weiterweiß. Jeder Mensch braucht Hilfe. Mein Motto ist: Nimm dir diese Hilfe, um deinem Angehörigen zu helfen.

Ein weiterer Grund für die Unruhe meines Vaters liegt wohl in einem der typischen Symptome für die Alzheimer-Krankheit: Halluzinationen. Halluzinationen sind eine Form der Psychose, und Psychosen sind Zustände, in denen die Menschen, ganz laienhaft gesprochen, Dinge tun, die neben der Spur sind. Es handelt sich also um eine psychische Störung, die mit einem zeitweiligen Verlust des Realitätsbezugs einhergeht. Auch wahnhafte Erlebnisse gehören zu einer Halluzination, man sieht oder hört etwas, fühlt sich bedroht.

Halluzinationen entstehen, weil die Ausschüttung des Botenstoffs Dopamin gestört ist, den die Nervenzellen brauchen, um Signale zu verarbeiten. Durch die Zerstörung der Nervenzelle im Gehirn des Alzheimer-Kranken wird der Dopamin-Transport verhindert.

Als mein Vater die Tabletten noch nahm, zog er sich oft stundenlang in sich zurück und sprach stundenlang mit Kissen oder imaginären Menschen, lachte sich kaputt oder beschimpfte sie. Als es das Büro noch gab, fuhr er in der Mittagspause manchmal mit zu Sabine, die dann etwas kochte. An einem Tag saß er am Küchentisch, Sabine stand am Herd und hörte ihn reden, konnte jedoch nicht richtig verstehen, was er sagte. Nach einer Weile wurde ihr klar, dass er mit den Enten auf der Fensterbank eine angeregte Diskussion führte. Durch nichts konnte sie seine Aufmerksamkeit zurückerlangen. Erst als ihre Tochter von der Schule kam, sagte er ganz selbstverständlich »Hallo« zu ihr.

Als er zu mir kam, war er scheinbar ausgehungert. Auf dem Wohnzimmertisch stand eine Schale mit Bonbons. Ich ging kurz in die Küche, und er aß in Windeseile alles auf. Als ich zurückkam, behauptete er, er hätte denen gesagt, es solle sich jeder nur zwei nehmen, weil ich sonst wütend würde. Leider hätten *sie* nicht auf ihn gehört. In solchen Situationen darf man nie schimpfen, ihn nicht ernst nehmen oder sich gar über ihn lustig machen. Ich habe ihm empfohlen, *ihnen* das nächste Mal zu erklären, dass es sehr teuer wird, wenn sie alles aufessen und irgendwann Haushaltsgeld bezahlen müssten.

Phasen des Rückzugs braucht mein Vater auch heute noch. Mittlerweile dauern sie jedoch nur noch wenige Minuten. Auf einmal macht es klick, und er ist wieder da. Diese Zeit muss man ihm ganz einfach lassen.

Seine imaginären Freunde begleiten ihn ebenfalls noch heute. Inzwischen sind sie ihm aber vor allem nützlich, wenn er sein vermeintliches Fehlverhalten auf jemanden abwälzen möchte – wobei das nur meine persönliche Erklärung für seine Angewohnheiten ist.

Alternative Heilmethoden und wieder zurück zur Schulmedizin

Wir wollten ihm helfen. Irgendwie. Wir konnten einfach die Hoffnung nicht aufgeben, dass wir etwas finden würden, um den Verlust seiner Fähigkeiten so lange wie möglich hinauszuzögern.

Sicherlich sind die Grenzen der Medizin schwer zu ertragen. Ich versuche, es mittlerweile positiv zu sehen und die Vorzüge anzunehmen. Ohne medizinische Hilfsmittel ginge es meinem Vater heute noch wesentlich schlechter.

Meine Einstellung war jedoch nicht immer so. Jeder kennt den Moment, in dem man sich mit der Realität einfach nicht abfinden kann. Die tiefen Gefühle zu dem Angehörigen machen es manchmal fast unmöglich, die Krankheit als unabänderliche Tatsche hinzunehmen und sich darauf einzustellen. Also probierten wir zahlreiche alternative Heilmethoden.

Papa war zu diesem Zeitpunkt noch so klar, dass er verstand, was wir vorhatten, und er stimmte zu. Dr. Spittler hat prinzipiell ein Faible für alternative Medizin. Er glaubt an die Kraft der Seele, die einerseits den Ausfall gesunder Organe vortäuschen, andererseits zur Heilung beitragen kann. Dennoch empfahl er uns, nicht zu viel Hoffnung in diese Heilmethoden zu legen. Wenn man einmal begriffen hat, dass der Alzheimer-Erkrankung die Zerstörung der Nervenzellen zugrunde liegt, die in den Genen vorprogrammiert ist, dann weiß man auch: Kein Mittel der Welt kann verhindern, dass jeden Tag eine Karte gezogen wird. Und nur ein chemisches Präparat, das gezielt den Stoffwechsel beeinflusst, kann die Zerstörung überhaupt ein wenig bremsen.

Wir versprachen, diese Fakten im Hinterkopf zu behalten und nichts zu versuchen, was wir nicht vorab mit Dr. Spittler besprechen würden. Außerdem wollten wir ausschließlich pflanzliche Methoden versuchen und auf keinen Fall noch mehr Chemie in meinen Vater hineinpumpen.

Von Februar bis April 2012 versuchten wir verschiedene Dinge. Zunächst empfahl uns ein Freund der Familie eine Hanf-Therapie, von der er behauptete, dass seine demente Schwiegermutter davon wieder selbstständiger geworden sei.

Ein Hanf-Granulat und -Öl, das medizinisch anerkannt ist, musste ich Papa sechs Wochen unter das Essen mischen.

Dann war jemand hier, der meinen Vater auspendelte. Er hielt ein Pendel über seinen Kopf, machte sich dabei Notizen und war überzeugt, dass seine Behandlungsmethode helfen würde. Der Pendler pflückte regelmäßig auf einem bestimmten Plateau in den Alpen eine seltene Pflanze, aus der er eine Essenz herstellte, die wir Papa nun ebenfalls zum Essen geben sollten.

Huub Stevens empfahl uns einen Arzt aus Oberhausen, bei dem er gute Erfahrungen mit seinen Spielern gesammelt hatte. Der Sohn einer Freundin brauchte aufgrund der Behandlung kein Ritalin mehr, ein Präparat, das bei ADHS eingesetzt wird. Meinem Vater wurde zunächst in der Praxis in Oberhausen Blut abgenommen, und anhand der Probe wurde analysiert, welche Spurenelemente ihm fehlten. Dabei wurde festgestellt, dass der Regenerationswert der Zellen meines Vaters bei 2,3 liegt – wohingegen der Normalwert sich zwischen 1,2 und 1,7 bewegt. Kleinere Schnitte oder Verletzungen verheilen bei meinem Vater also sehr schnell. Nur die Birne regeneriert sich eben nicht. Papa brauchte unter anderem Magnesium, Calium, Vitamin B und E. Als Erstes bekam er eine individuell zusammengesetzte Infusion, danach sollte ich ihm die Mischung einige Wochen lang in die Bauchdecke spritzen.

Und zu guter Letzt ist während dieser Phase, in der wir die alternativen Heilmethoden ausprobiert haben, meine Mutter sogar nach Kevelaer gefahren, um geweihtes Wasser zu holen.

Letztlich half bei uns nichts, weder Papa noch ich spürten eine Verbesserung oder irgendeine Veränderung, und so verließen wir uns wieder ausschließlich auf die Schulmedizin. Doch auch hier gilt, dass jeder Patient vollkommen unterschiedlich ist. Heilung erreicht die alternative Medizin gewiss nicht. Aber vielleicht Linderung, und das wäre dann ein Riesengewinn.

Ein Vorfall entsetzte uns. Nachdem mein Vater seine Erkrankung öffentlich gemacht hatte, kamen zahlreiche Mails mit Behandlungstipps. Sabine las alle, besprach sich mit Dr. Spittler und antwortete den Leuten, ob wir es mit ihrer Empfehlung versuchen wollten oder nicht. Eine Person, die eine Absage erhielt, schrieb uns zurück: »Dann soll er doch verrecken.« Ein solch respektloses Verhalten macht betroffen und zeigt, wie wichtig es ist, die Krankheit offen zu thematisieren. Auf der anderen Seite beglückte uns die große Anteilnahme und Fürsorge seiner treuen Fans.

Nachdem die alternativen Heilmethoden gescheitert waren und auch die Schulmedizin die Unruhe meines Vater nicht beheben konnte, waren wir verzweifelt. Wie sollten wir damit umgehen, dass er so unselbstständig und unglücklich war?

Wir ermutigten ihn immer wieder, mit Messer und Gabel zu essen, und gaben ihm das Gefühl, dass wir davon überzeugt waren, dass er dazu noch in der Lage sei. Demenzkranke sollte man nie auf ihre Krankheit ansprechen und ihnen vor Augen führen, was sie nicht können. Besser ist es, sie zu loben und hervorzuheben, was klappt. Beispielsweise sage ich nicht zu meinem Vater: »Du kannst dir die Zähne nicht putzen.« Sondern an Tagen, an denen es gut funktioniert, sagte ich: »Siehst du, wie gut du das kannst.« Je sicherer er sich fühlt, umso einfacher gehen ihm die Dinge von der Hand.

Man muss mutig sein – das ist für mich eine ganz wichtige Botschaft. Damit will ich nicht sagen, dass man Risiken eingehen oder sich gegen die Ärzte auflehnen muss. Aber man sollte keine Scheu haben, keine falsche Bescheidenheit. Niemand kennt seine Angehörigen so gut wie man selbst. Der Arzt verordnet die Medikamente nach seinem besten Wissen und Gewissen, aber er braucht die Hilfe der Menschen, die mit dem Erkrankten leben und einen echten Überblick haben. Ich sprach Dr. Spittler an, ob wir die Medikamente nicht umstellen, nicht etwas Neues ausprobieren könnten, und er fand die Idee gut.

Ohne Risiko gibt es keinen Erfolg. Stellt sich heraus, dass die Umstellung nicht funktioniert, kann man wieder auf die alten Medikamente zurückgreifen, wobei man beachten muss, dass zwei bis sechs Wochen vergehen können, bevor das neue Präparat einen wirkungsvollen Spiegel aufgebaut hat. Das heißt, dass zwischen dem Moment, in dem man das alte Medikament absetzt, und der ersten Wirksamkeit des neuen fast drei Monate vergehen können, und in dieser Zeit kann es mit der Krankheit durchaus schlimmer werden.

Dr. Spittler erklärte uns, dass die unruhigen Zustände meines Vaters zu den Nebenwirkungen einiger Alzheimer-Präparate zählen. Bei einigen Medikamenten zeigt sich die Reaktion öfter, bei anderen ist sie eher unwahrscheinlich. Daher stellten wir auf das »Alzheimerpflaster« Exelon um. Wir wollten den Nutzen der Wirkstoffe weiter behalten, doch die Nebenwirkungen verringern.

Diese Pflaster haben gleich mehrere große Vorteile. Der Wirkstoff kann kontinuierlich wirken, ohne dass der Magen angegriffen wird oder man sich Sorgen machen muss, die Einnahme vergessen zu haben. Das Medikament wird unabhängig von der Leber, die ansonsten einen großen Teil der Wirkstoffe herausfiltert, genommen. Das Pflaster baut zudem einen konstanten Spiegel auf, wodurch der Patient immer optimal versorgt ist. Tabletten sind eigentlich nicht mehr zeitgemäß. Daher stellt die Pharmaindustrie sukzessive auf Langzeitwirkstoffe um. Das berühmteste Beispiel ist sicher die Dreimonatsspritze zur Empfängnisverhütung. Nach der Einnahme von Tabletten schießt der Wirkstoff ins Blut, sinkt auf den gewünschten Wirkungsbereich ab und verharrt dort eine Weile. Danach fällt die Konzentration so weit ab, dass die Wirkung verfliegt. Der Körper fährt also Achterbahn. Ohne dass man den Vorgang bewusst wahrnehmen könnte, bedeutet die Bewegung doch einen gewissen innerlichen Stress. Früher gab man zweimal am Tag Tabletten, um diese Kurve zu minimieren – womit nun auch wieder die Wahrscheinlichkeit steigt, dass eine der Tabletten vergessen wird. Dr. Spittler erzählte uns, dass man davon ausgehen muss, dass rund 70 Prozent der Patienten ihre Tabletten nicht regelmäßig oder falsch nehmen. Allerdings muss auch das Pflaster immer wieder neu geklebt werden. Zwar nur alle 24 Stunden, aber dann darf es nicht vergessen werden. Hilfreich ist es, ein Tagebuch zu führen. Ich hake jeden Tag ab, dass wir die Tabletten beziehungsweise das Pflaster gegeben haben. Zudem schreibe ich auf, wie der Tag meines Vaters verlaufen ist. Diese Mitschriften werden nicht nur für mich irgendwann einmal eine schöne Erinnerung sein, sondern sie sind auch extrem nützlich für Dr. Spittler.

Zehn Tage nach der Umstellung dachte ich, dass wir die falsche Entscheidung getroffen hätten, da das Verhalten meines Vaters nun etwas auffälliger wurde. Doch nach vier Wochen sahen wir, dass es ihm besser ging. Und nach sechs Wochen dachten wir: »Wie geil ist das denn?« Mein Vater wurde wieder viel selbstständiger. Er konnte wieder allein essen, sich die Zähne putzen. Sein Gang veränderte sich, er ging viel stolzer, marschierte nun wieder aufrecht durch die Gegend. Eigentlich ist es fast ein Wunder, dass er sich noch einmal so gefangen hat, da es beim Alzheimerpatienten normalerweise ja nicht möglich ist, verlorene Fähigkeiten zurückzuholen. Vielleicht liegt es daran, dass er von Anfang an gesagt hat, dass er die Krankheit besiegen will. Papa ist ein Kämpfer, ob auf dem Fußballplatz oder in seinem kaputten Gehirn.

In dieser Zeit hatten wir ein lustiges Erlebnis. Da Dr. Spittler uns gewarnt hatte, dass mein Vater während der Umstellung komische Sachen machen könnte, brachte ich ein Treppengitter an, das verhindern sollte, dass er die Treppe herunterstürzt. Eines Nachts wollte ich ins Bett gehen, öffnete die Wohnzimmertür und hätte beinahe einen Herzinfarkt bekommen. Mein Vater stand wie ein Gespenst vor mir und strahlte mich an. Ich fragte entsetzt, wie er das Gitter aufbekommen habe, und er antwortete fast stolz: »Gar nicht, ich bin drübergeklettert.« Das Gitter steht heute im Keller, wo es ganz sicher auch bleiben wird. Treppensteigen kann er definitiv noch, aber ob so eine Kletteraktion immer von Erfolg gekrönt ist, zweifle ich doch ganz stark an.

Trotz der Verbesserung seiner körperlichen Fähigkeiten waren seine unruhigen Zustände noch immer nicht beherrschbar. Wir diskutierten mehrere Monate mit Dr. Spittler, was wir machen sollten. Schließlich stellten wir die These auf, dass die Unruhe vielleicht dadurch ausgelöst wurde, dass mein Vater spürte, wie krank er war, und es brutal schrecklich fand. Da er seinen Alltag zu diesem Zeitpunkt bereits kaum mehr selbstständig bewältigen konnte, wogen wir Nutzen und Risiko der Medikamente ab, die er noch immer bekam. Was brachten ihm die Wirkstoffe? Wenn wir die Medikamente absetzten, konnte das überhaupt noch einschneidende Veränderungen zur Folge haben? Wir kamen zu dem Schluss, dass wir es tatsächlich ohne die Medikamente versuchen wollten.

Im September 2012 war es so weit. Wir setzten das Pflaster ab, das einzige Demenz-Präparat, das er noch nahm, und änderten lediglich das Antidepressivum, das er versuchsweise gegen die starke Unruhe weiter nehmen sollte. Für manche Angehörigen ist dieser Augenblick schwer, das Ende der Medikamentierung, weil einem sehr bewusst wird, dass der Patient das letzte Stadium der Krankheit erreicht hat. Für mich war das nicht schlimm. Ich freute mich eher darüber, dass mein Vater in dieser Phase noch immer körperlich so gut drauf war. Ich ging nicht davon aus, dass sich sein Zustand rapide verschlechtern würde. Meine schlimmste Zeit hatte ich kurz nach der Diagnose durchlebt. Da haben Sabine und ich oft zusammen gesessen und gedacht, dass er dieses Schicksal einfach nicht verdient hat. Diese Bestätigung, dass die größte Angst meines Vaters tatsächlich wahr wird, die hat mich belastet.

Heute kann mein Vater noch sehr viel allein, wenngleich er natürlich viel mehr Hilfe benötigt als ein gesunder Mann seines Alters. Zum Glück ist er kein schamhafter Mensch. Er hatte nie Probleme damit, sich vor anderen auszuziehen. Es gibt auch andere Beispiele: Patienten, die sich nicht gern nackt zeigen oder sich nicht von Fremden oder Angehörigen waschen lassen möchten. Meine Oma beispielsweise ist damals fast durchgedreht, wenn das Pflegepersonal in ihr Zimmer kam, um mit ihr die Morgentoilette zu machen. Nur ganz wenige ausgewählte Schwestern durften sie ausziehen. Mein Vater hingegen ist nicht schamhaft, aber eigen. Er lässt es nur bei mir, meiner Mutter, Tante Karin und einer Freundin zu, dass wir mit ihm duschen gehen.

Wir sind nicht miteinander aufgewachsen, weswegen wir kein normales Vater-Tochter-Verhältnis entwickeln konnten. Mit seinen Eltern springt wohl jedes Kind wie selbstverständlich nackt durch die Wohnung. Obwohl wir diese Phase nicht gemeinsam hatten, gibt es in dieser Hinsicht zwischen uns jedoch kein Problem. Schon in seiner Zeit in Bremen, wenn ich ihn dort besuchte und bei ihm wohnte, zogen wir uns im Bad nach dem Waschen nicht an, sondern liefen nackt ins Zimmer zurück. Wahrscheinlich ist das für unsere jetzige Lebenssituation ein großer Vorteil.

Wie Kinder vergessen auch Demenzkranke, nachts zur To-ilette zu gehen. Als betreuende Person kann man unmöglich die ganze Nacht danebensitzen und aufpassen, dass nichts pas-siert. Organisation ist bei der Betreuung ein Schlüsselwort. Ich habe für den Fall, dass ich es brauche, drei komplett bezogene Bettgarnituren deponiert. Laken runter und neu drauf, frisches Bettzeug. In zwei Minuten bin ich fertig.

Als wir die Medikamente abgesetzt haben, warnte uns Dr. Spittler, dass einige Dinge vielleicht nicht mehr so gut funktio-nieren würden. Um zu vermeiden, dass mal etwas in die Hose gehen könnte, entschied ich mich, meinem Vater vorüberge-hend sogenannte Pants anzuziehen. So ist es nicht schlimm, wenn er nachts mal tief und fest schläft und es nicht mehr rechtzeitig zum Toilette schafft. Diese Pants sind wie eine et-was dickere Unterhose. Tagsüber sagt er, wenn er auf die To-ilette muss. An Tagen, an denen er sich nicht gut ausdrücken kann, beobachte ich ihn genauer. Er nestelt dann, wenn er zur Toilette muss, an seiner Hose herum. Manchmal gehen wir zehnmal hintereinander und er macht gar nicht oder ein Tröpf-chen. Da heißt es mal wieder Geduld.

Da ich sehr geruchsempfindlich bin, gebe ich jedem einen alten Pathologentrick an die Hand. Ein bisschen Erkältungs-balsam unter der Nase vertreibt jeden ungewollten Geruch.

Derzeit nehmen wir nur noch das Schlafmittel Zopiclon und das Antidepressivum Seroquel. Beide Medikamente nimmt er abends ein. Das Weglassen des Alzheimerpräparats zeigte kei-ne sichtbaren Auswirkungen auf den Verlauf der Demenz. Lei-der ebenso wenig auf seine Unruhezustände.

Irgendwann – und niemand kann sich erklären warum – ging es ihm besser. Er wurde wieder ruhiger. Ich kann nur sa-gen: zum Glück. Die Phase, in der er keine Ruhe und keinen Schlaf fand, war für uns sehr anstrengend. Wir litten beide unter unbeschreiblichem Schlafmangel. Ich hatte manchmal den Eindruck, dass er aus Angst nicht schlafen wollte. Als befürchte er, im Schlaf könne ihm etwas passieren. Mich quälte ununterbrochen die Sorge, dass er nicht zurück ins Bett finden oder sich verletzen könnte. Wenn ich ihn irgendwann beruhigen konnte, fand ich selbst vor Aufregung keinen Schlaf mehr. Ich war fürchterlich übermüdet. Seitdem verstehe ich, dass Schlafentzug eine Foltermethode ist. Auch heute noch, wo er im Regelfall schläft wie ein Baby, wache ich manchmal auf und lausche, ob alles in Ordnung ist. Und selbst, wenn ich kein Geräusch höre, gehe ich in sein Zimmer und schaue nach ihm.

Neben den beiden Dauerpräparaten habe ich für den Notfall Tavor und Chlorprothixen in der Handtasche. Bekäme er überraschend eine Panikattacke, würde das Tavor, das man auf die Zunge legt, innerhalb weniger Minuten wirken. Das Chlorprothixen bewirkt eine nachgeschossene, längere Wirkung. Es dauert jedoch eine halbe Stunde, bis überhaupt ein Effekt spürbar ist.

Es gab einen einzigen Fall, in dem wir Tavor eingesetzt haben. Er war mit einem Freund beim Fußball und drehte plötzlich durch. Der Freund gab ihm das Tavor und rief mich an, ich solle Papa sofort abholen, was ich natürlich auch tat. Die Schalke-Arena ist von unserem Haus nur 15 Minuten entfernt. Wir konnten ihn also im Wirkungszeitraum noch sicher nach Hause bringen, und alles war gut.

Ich bin froh, dass wir die erste Phase der Krankheit hinter uns haben. In den ersten Monaten hatten wir kaum Ruhe, um uns an die Krankheit und das Zusammenleben zu gewöhnen, vorrangig waren in dieser Zeit noch andere, organisatorische Dinge zu erledigen. Wie bekommen wir die Villa zurück? Wie geht die Scheidung über die Bühne? Neben der täglichen Belastung durch Papas Unruhe zerrte der private Nervenkrieg an mir. Die ständigen Verhandlungen, Hiobsbotschaften und Verleumdungen prägten unsere Tage.

Ich vergesse niemals den Moment, als seine Ex-Frau Britta endlich die Sachen meines Vaters herausgeben musste und angewidert eine Unterhose meines Vaters, des Mannes, den sie ihrer Aussage nach so abgöttisch liebte, in die Luft hielt, damit alle Fotografen sie sehen und knipsen konnten. Ich bin dankbar – und das muss wirklich mal gesagt sein –, dass es viele Pressevertreter gibt, die Rudi Assauer respektvoll behandeln und aus seiner Erkrankung keine diskriminierende Schlammschlacht gemacht haben. Der Rest muss sich überlegen, ob er mit seinem Verhalten leben kann.

Eines Tages stand beispielsweise die Kriminalpolizei vor unserer Haustür.

»Ist Herr Assauer zu sprechen?«

Ich antwortete auf meine bekannt schnoddrige Art: »Ja, Sie haben Glück, heute ist Waschtag, da haben wir ihn nicht im Keller angekettet.«

»Solche Witze sollten Sie lassen. Wir müssen prüfen, ob er freiwillig hier ist oder entführt wurde. Uns liegt eine Anzeige vor. Ist er zu sprechen?«

Geschockt rief ich: »Papa, komm runter, hier steht die Polizei.«

Sie sprachen allein mit meinem Vater, und er bestätigte ihnen, dass er bei mir sein wollte und es ihm gut gehe. Nach wenigen Minuten gingen sie wieder.

Dann stand tagelang ein Lieferwagen vor unserem Haus. Vielleicht waren es nur Paparazzi, doch meine Sorge war vielmehr, dass mein Papa abgeholt werden und in sein altes Zuhause zurückgebracht werden sollte.

Meine Nerven lagen blank. Papa durfte davon nichts mitbekommen. Er sollte sich sicher und behütet fühlen. Eine solche Verunsicherung hätte ihn gesundheitlich noch stärker belastet.

Mittlerweile ist unser Leben ruhiger geworden. Wir müssen nur noch kleinere Störfeuer abwehren, wie etwa den Klagebrief auf der Facebook-Seite seiner Ex-Frau, in dem sie an ihrem dritten »Hochzeitstag« abermals behauptete, er werde von uns ausgenutzt und durch Medikamente ruhiggestellt. Das ist nichts im Vergleich zu dem, was wir hinter uns haben, und vor allem berührt es meinen Vater nicht mehr.

Heimpflege oder Pflegeheim?

Wie erwähnt hatte mein Vater immer große Angst, einmal in einem Heim untergebracht zu werden. Diese Alternative stand auch für mich selbst nie zur Debatte. Blicke ich heute auf unsere problematischen Monate zurück, weiß ich, dass es keine Alternative zu der privaten Betreuung gegeben hätte. So wie er damals drauf war, wäre er aus jedem Heim rausgeflogen. Dr. Spittler sagt ganz klar, dass er ohne die Unterbringung bei mir monatelang auf einer geschlossenen Station hätte verbringen müssen. Mein Vater hätte den Wechsel in ein Heim jedoch auf keinen Fall verkraftet. Ich bin davon überzeugt, dass es Papa heute noch so gut geht, weil ich zu Hause hundertprozentig auf ihn eingehen kann.

Grundsätzlich ist die Entscheidung, ob man seinen erkrankten Angehörigen zu Hause pflegt oder in einem Heim unterbringt, keine moralische Frage. Es gibt zahlreiche Pros und Kontras. Egal, welche Entscheidung man trifft, von Außenstehenden sollten diese nicht bewertet werden. Sie ist abhängig von der individuellen Lebenssituation, den Symptomen der Krankheit und den finanziellen Möglichkeiten.

Alle meine folgenden Erläuterungen sind daher entweder wertneutral – oder sie gelten nur für unsere spezielle Lebenssituation.

Leider ist Aggressivität ein recht verbreitetes Symptom der Krankheit, weshalb einige Erkrankte im Heim betreut werden müssen. Die Patienten werden aggressiv, nicht weil es ihre Natur ist, sondern weil sie die Contenance verlieren und einfach nicht mehr anders können. Sie sind nicht mehr in der Lage, freundlich zu sein. Die netten Worte fallen ihnen nicht mehr ein. Es besteht keine Distanz mehr zum Gegenüber, ganz ähnlich wie bei kleinen Kindern, die auch erst gewisse Umgangsformen lernen und die Kontrolle über ihre Gefühle gewinnen müssen. Betreuer und Pflegepersonal müssen diesbezüglich unbeschreiblich viel einstecken, wobei sie den rauen Ton der Erkrankten zumeist einordnen können. Ein Angehöriger jedoch, der von seinem Ehepartner nach vielleicht 50 gemeinsamen Jahren plötzlich mit »Du alte Sau« oder »Hau ab!« beschimpft wird, empfindet eine solche Situation oftmals als persönliche Kränkung.

Man weiß nicht, wie die Krankheit verläuft, insofern könnte auch mein Vater ein solches Verhalten noch entwickeln. Ich glaube nicht daran, aber für den Fall, dass es passiert, müsste ich sehr wahrscheinlich über eine alternative Unterbringung nachdenken. So zwingend die Gründe auch sein mögen, es tut immer weh, wenn man eine solche Entscheidung treffen muss. Der Moment ist nicht selten von einem schlechten Gewissen und von Schuldgefühlen begleitet. Der Vater einer Freundin von mir stand damals an der Tür in seinem Zimmer im Pflegeheim und schaute der Familie mit traurigen Augen nach. In seinem Gesicht stand die Frage, wie um alles in der Welt sie ihn allein zurücklassen könnten. In einer solchen Phase ist es tatsächlich wichtig, sich selbst klarzumachen, warum man die Entscheidung für das Heim getroffen hat. Man muss versuchen, die positiven Seiten zu sehen – etwa dass man zukünftig nicht mehr ganz so stark unter Druck stehen und sich dem Patienten aus der neuen Situation heraus besser wird annähern können. Man sollte den Angehörigen trotzdem besuchen und sich nicht von seinem Schuldgefühl davon abhalten lassen. Es ist gar nicht nötig, sich ewig und drei Tage mit dem Erkrankten zu unterhalten. Gerade kurze und regelmäßige Besuche zeigen die Wertschätzung der geliebten Person. Ich spreche hier aus der Erfahrung der vielen Dinge, die ich bei meiner Oma falsch gemacht habe.

Die Pflege zu Hause ist in Deutschland kompliziert und wird meiner Meinung nach zu wenig gefördert. Es fehlt sowohl an finanzieller als auch an menschlicher Unterstützung. Ich bin mir sicher, dass noch mehr Menschen die persönliche Pflege in Erwägung zögen, wenn sich ein solches Vorhaben leichter umsetzen ließe. In den Privathaushalten werden 66 Prozent der Menschen mit Demenz von ihren Angehörigen gepflegt. Nur 11 Prozent der pflegenden Angehörigen lassen sich bei dieser Arbeit von freiwilligen Helfern unterstützen. Interessant ist der Aspekt, dass 73 Prozent der pflegenden Angehörigen Frauen sind, obwohl von den 1,4 Millionen Erkrankten in Deutschland 70 Prozent Frauen und dementsprechend nur 30 Prozent Männer sind und sich also nicht sagen lässt, dass der Erkrankte jeweils von seinem Partner gepflegt würde.

Im Verlauf unseres Zusammenlebens habe ich festgestellt, dass die private Pflege für uns beide die beste Lösung ist. In einem Heim unterliegt der gesamte Tagesablauf einem festen Rhythmus, was vorrangig am Personalmangel und den bürokratischen Strukturen liegt. Eine individuelle Betreuung, wie sie zu Hause stattfindet, ist unmöglich. In Deutschland muss für zwei Pflegebedürftige der Stufe III mindestens eine Vollzeitkraft angestellt sein. Dieselbe Arbeitskraft muss jedoch auch für mehr als vier Bewohner der niedrigeren Pflegestufe I reichen. In einem Heim mit 20 Bewohnern der Stufe III und 40 Bewohnern der Stufe I müssen also mindestens 20 Pfleger beschäftigt werden, die dann zumeist in drei Schichten arbeiten.

In einer Tagesschicht wären in diesem Beispiel dann mindestens sieben Vollzeitpfleger tätig.

Die Pflegerichtlinien geben allerdings nur Durchschnittswerte vor, die im Laufe eines Jahres nicht unterschritten werden sollten. Es kann immer wieder passieren, dass man weit weniger Pfleger antrifft, als laut Vertrag vorgesehen sind. Die staatliche Heimaufsicht und der Medizinische Dienst der Krankenkassen kontrollieren zwar, ob der Personalschlüssel eingehalten wird – und kein Heim kann es sich erlauben, hier zu weit von den Vorgaben abzuweichen. Das Problem ist aber, dass die Verordnung sich ohnehin nicht am tatsächlichen Bedarf in den Heimen orientiert. Die bereitgestellten Pfleger reichen nicht aus, um eine humanitäre Betreuung zu gewährleisten. Wobei sich hier natürlich die Frage stellt, was in diesem Fall *humanitär* denn eigentlich heißt.

Frühmorgens werden die Patienten aus dem Bett geholt. Egal, ob sie müde sind oder eine unruhige Nacht gehabt haben. Sie werden gewaschen, zurechtgemacht, bekommen ihr Frühstück. Hat jemand keinen Hunger oder ist nicht schnell genug, muss abgeräumt werden. Das Gleiche gilt für das Mittagessen und das Abendbrot. Das gesamte Essen wird meistens von einer Großküche zubereitet oder geliefert. Eine Rücksichtnahme auf den persönlichen Geschmack des Kranken ist nur sehr eingeschränkt möglich. Selbst in Heimen, die eine Küche im Haus haben, kann nicht für jeden einzelnen Bewohner etwas Spezielles gekocht werden – auch die Küchenangestellten wollen irgendwann in den Feierabend.

In jeder Institution muss man sich bestimmten Regeln unterwerfen, etwa den Essens- und Schlafenszeiten. Der Wille des Einzelnen kann nicht respektiert werden. Wenn man einem Menschen vorschreibt, dass er essen muss, obwohl er eigentlich keinen Hunger hat, verletzt man damit seine persönliche

Würde. Man stelle sich nur einmal vor, man würde einen gesunden Menschen derart behandeln. Wir würden jedem einen Vogel zeigen, der uns vorschreibt, gegen unseren Willen eine Mahlzeit einzunehmen. Am besten setzt sich noch jemand neben uns und sagt: »Ich warte, bis du endlich fertig bist.«

Die Patientenschutzorganisation *Deutsche Hospiz Stiftung* beklagt, dass 42 Prozent der Bewohner in Pflegeheimen »unter freiheitsentziehenden Maßnahmen« leiden. Ab einem gewissen Zustand und Alter ist es wichtig, dass der Patient überhaupt isst – und nicht, wann.

Mein Vater ist Langschläfer, womit er im Heim definitiv untergehen würde. Er braucht morgens eine gute Stunde, bis er nach dem ersten Wecken in den Tag findet. Ist er dann immer noch zu müde, schaue ich immer wieder nach ihm und bringe ihm sein Frühstück erst dann, wenn er so weit ist. Ich lasse ihm Zeit mit dem Frühstück, bis er fertig ist. An Tagen, an denen er seine Banane nicht aufmachen kann, schäle ich sie ihm. Das ist ein wichtiger Punkt, um ihn selbstständig und fit zu halten: Ich schaue an jedem Morgen, wie seine Verfassung ist und was ihm womöglich selbst noch gelingen könnte. Ich versuche, ihm so weit wie möglich ein eigenständiges Leben zu ermöglichen.

Ich kann mir nicht vorstellen, wie eine einzelne Nachtschwester mit meinem Vater in der Phase seiner schlimmen Unruhe umgegangen wäre, zumal sie sich vermutlich um noch drei weitere nachtaktive Bewohner hätte kümmern müssen. Ich bin in jener Phase 24 Stunden am Tag bei ihm geblieben. Wenn ich selbst zur Toilette musste, geriet ich in Bedrängnis: Ich wusste nicht, was er in genau diesen Minuten machen, ob er mich gerade dann brauchen, sich in die nächste Panikattacke verstricken würde. Seine Störungen kamen sehr wechselhaft. Mal ging es ihm zwei Tage gut, dann war eine Woche lang Ruhe, dann kamen Panik und Ruhe im täglichen Wechsel, dann ging es wieder zwei Wochen durchgehend schlecht. Wie sollte sich ein unterbesetztes Pflegeteam auf eine solche Situation einstellen?

Die Menschen in der Pflege geben bestimmt ihr Bestes, und ich habe den größten Respekt vor ihrer Arbeit. Die Pflegekräfte kommen und gehen jedoch in Schichten, haben Urlaub oder ein langes Wochenende. Gerade in seiner Unruhephase benötigte Papa jedoch Kontinuität, eine feste Bezugsperson. Nur Sabine und ich konnten ihm die Sicherheit bieten, die er damals brauchte. Wechselnde Ansprechpartner hätten ihn noch mehr aus der Bahn geworfen. Ich behaupte nicht, dass ich alles richtig gemacht habe. Geschultes Personal hat aufgrund seiner Ausbildung bestimmt die Möglichkeit, viele Fehler zu vermeiden, die mir unterlaufen sind. Die Medikamentenausgabe erfolgt viel professioneller und unter ärztlicher Betreuung, und selbstverständlich gibt es immer wieder engagierte Pflegekräfte, die ihren Feierabend sausen lassen, um einem Patienten noch beim Essen zu helfen. Grundsätzlich hat der Privathaushalt aber wohl den Vorteil, dass der Erkrankte die individuellere Zuwendung bekommt.

Gegenwärtig rechnet man in Deutschland mit 1,4 Millionen demenziell Erkrankten, von denen etwa zwei Drittel, also rund 940 000 Millionen Menschen durch die Alzheimer-Krankheit gezeichnet sind. Schätzungsweise kommen jährlich 300 000 hinzu, sodass man bis 2050 mit einer Verdopplung der Krankenzahl rechnet. Darauf ist unser Gesundheitssystem noch nicht eingestellt.

Erst seit Januar 2013 finden demenziell Erkrankte überhaupt eine besondere Anerkennung. Der SPD-Politiker Franz Müntefering gab im Oktober 2013 bei einem Treffen der »Rudi Assauer Initiative« zu, dass bei der Einführung der Pflegeversicherung 1994 Demenz als nicht zu beachtende Krankheit eingestuft wurde. Der schnelle Anstieg der Erkranktenzahlen hat zur Folge, dass viele Ärzte, Pflegekräfte und Krankenhäuser auf die Demenzkranken nicht gesondert reagieren können.

Die vor zwei Jahrzehnten eingeführte Pflegeversicherung soll bis 2015 erneut reformiert werden. Aktuell gibt es drei Pflegestufen. Bei den Pflegestufen I und II wurde der Zusatz »mit Demenz« eingeführt, was bei uns einen Unterschied von 85 Euro monatlich ausmacht. Durch die Reform sollen zwei weitere Stufen hinzukommen, die den Pflegebedarf von Demenzkranken noch einmal besser berücksichtigten.

Papa erhielt vom Medizinischen Dienst der Krankenversicherung die Pflegestufe II für Schwerpflegebedürftige mit Demenz. Die Definition dieser Stufe lautet folgendermaßen: »Schwerpflegebedürftigkeit liegt vor, wenn mindestens dreimal täglich zu verschiedenen Tageszeiten ein Hilfebedarf bei der Grundpflege (Körperpflege, Ernährung oder Mobilität) erforderlich ist. Zusätzlich muss mehrfach in der Woche Hilfe bei der hauswirtschaftlichen Versorgung benötigt werden. Der wöchentliche Zeitaufwand muss im Tagesdurchschnitt mindestens drei Stunden betragen, wobei auf die Grundpflege mindestens zwei Stunden entfallen.« Jeder, der einen kranken Menschen zu Hause pflegt, weiß, dass sehr viel mehr Arbeit anfällt als die hier genannten drei Stunden. Es wird davon ausgegangen, dass man zu Hause auch für sich selbst putzt und kocht, was natürlich stimmt. Aber die Betreuung eines uneigenständigen Menschen erschwert die gesamte Hausarbeit. Wenn mein Vater mich braucht, muss ich da sein. Ihn interessiert nicht, ob ich gerade die Nudeln auf den Herd gestellt habe oder das Bad putzen will.

Aufgrund der Einstufung erhalten wir 525 Euro monatlich. Käme eine Pflegekraft ins Haus, wären es 1250 Euro, die komplett an die Pflegeeinrichtung gingen. Bei einer vollstationären Betreuung stünden uns 1279 Euro zu.

525 Euro oder auch 1250 Euro sind einfach zu wenig. Daran muss gearbeitet werden. Demenz bricht in den meisten Fällen zwischen dem 60. und 65. Lebensjahr aus. Normalerweise sind der Betroffene und seine Angehörigen in diesem Alter noch berufstätig. Bei der Entscheidung für eine Betreuung zu Hause muss mindestens eine Person im Haushalt den Beruf aufgeben, da eine Pflegehilfe, die während der gesamten Arbeitszeit nach dem Erkrankten sieht, vom Staat nicht bezahlt wird. Es ergeben sich also drei Modelle.

Erstens: Man gibt seinen Job auf, versucht die Pflege komplett allein zu übernehmen, was immer schwieriger wird, je älter man selbst ist. Man bekommt für die Pflege 525 Euro. Ergebnis: Man hat wesentlich weniger Geld, als man vorher im Beruf verdient hat.

Zweitens: Man gibt seinen Job auf und holt sich professionelle Hilfe. Die Pflegekraft bekommt 1250 Euro, man selbst bekommt nichts. Ergebnis: Man hat noch viel weniger Geld als vorher im Beruf.

Drittens: Man gibt seinen Job nicht auf, holt sich eine Pflegekraft ins Haus und zahlt für die restliche Zeit jemanden privat. Ergebnis: Selbst bei einem durchschnittlichen Stundenlohn von nur 15 Euro wird vom Gehalt nicht viel übrig bleiben.

Die aktuelle Regelung zwingt einen nahezu, den Angehörigen ins Heim zu geben. Ist die Rente des Betroffenen nicht hoch genug, um den Erkrankten und den pflegenden Angehörigen zu versorgen, bleibt kaum eine andere Wahl.

Leider ist auch die Unterbringung im Heim nicht ganz problemlos. Da die sogenannten »Hotelkosten« (Unterbringung und Verpflegung) und die Investitionskosten des Heims vom Pflegebedürftigen selbst getragen werden müssen, decken die Pflegeversicherungsleistungen weit weniger als die Hälfte des Gesamtheimentgeltes ab. So betrug 2011 der von den

Pflegebedürftigen für die stationäre Pflege insgesamt aufzubringende Eigenanteil 1380 Euro monatlich für die Pflegstufe I. Für die Pflegestufe II waren es 1566 Euro und für die Pflegestufe III immerhin 1802 Euro. Viele Menschen können sich diese zusätzlichen Kosten nicht leisten und müssen ihr gesamtes Erspartes dafür aufbrauchen. Erst dann hat man einen Anspruch auf Sozialhilfe. Alt zu sein ist in Deutschland wirklich teuer.

Eine sehr gute und inzwischen beliebte Alternative zur Heimunterbringung ist eine 24-Stunden-Betreuung in der eigenen Wohnung. Diese von seriösen Agenturen vermittelten Pflegekräfte, in den allermeisten Fällen sind es Frauen, kosten rund 2000 Euro im Monat. Die Sozialhilfe kommt für eine solche Pflege allerdings nicht auf, weshalb man diesen Entwurf also nur in Erwägung ziehen kann, wenn man über das nötige Budget verfügt. Zudem gibt es einige sehr gute Heime, die eine individuelle Betreuung anbieten. Leider sind diese aber noch viel zu rar gesät und ebenfalls extrem teuer.

Welche Pflegeleistungen einem vonseiten der Krankenkasse zustehen, muss man derzeit noch eigenständig ermitteln. Ein entsprechendes Beratungsangebot fehlt. Ich denke, dass gerade für ältere Pflegende dies ein großes Problem darstellt, da sie in ihrer Mobilität oftmals selbst eingeschränkt sind und ihnen Informationsquellen wie das Internet weniger vertraut sind.

Zum Glück wurde 1989 der gemeinnützige Verein »Deutsche Alzheimer Gesellschaft« gegründet. Angehörige von Demenzkranken schlossen sich begleitet von Fachleuten zu Selbsthilfegruppen zusammen, um sich einerseits gegenseitig zu unterstützen und andererseits die Situation der Betroffenen zu verbessern. Mittlerweile gibt es in ganz Deutschland ehrenamtliche Helfer, die in 135 einzelnen Verbänden organisiert sind (siehe Liste im hinteren Buchteil). Diese Anlaufstellen bieten zahlreiche Informationen, Gruppen zum Austausch und ein Entlastungsangebot sowohl für die Erkrankten als auch die Pflegenden. Die Teilnahme an solchen Gruppen ist für die Pflegenden sofort ratsam. Bei den Erkrankten sollte man allerdings den richtigen Zeitpunkt genau abwägen, da sich der Patient unter den anderen schwer dementen Teilnehmern zu Beginn der eigenen Erkrankung womöglich unwohl fühlt.

Vor besondere Aufgaben werden Menschen gestellt, die zu ihrer Alzheimererkrankung noch mit einem anderen Handicap oder mit Verständigungsproblemen zu kämpfen haben. Fast 200 000 Menschen mit Migrationshintergrund sind in Deutschland von Demenz betroffen. Um mögliche Sprachbarrieren zu überbrücken, stellt die Alzheimer Gesellschaft auch hier Ansprechpartner zur Verfügung. Ebenso kümmern sich die Helfer um Menschen mit vorher bestehenden Behinderungen wie etwa Gehörlosigkeit.

Da mein Vater Pflegestufe II hat, kommt alle sechs Monate ein unabhängiger Pflegedienst, um zu sehen, ob alles in Ordnung ist. Ist an der häuslichen Situation etwas auszusetzen, wird einem das Pflegegeld gestrichen. Das finde ich im Prinzip nicht verkehrt, da sonst ja jeder das Geld einstreichen und mit dem Erkrankten machen könnte, was er will. Wir haben im Zusammenhang mit diesen Kontrollen in zweierlei Hinsicht Glück. Normalerweise ruft man die Servicehotline seiner Krankenkasse an, und diese schickt willkürlich eine Person zur Überprüfung des Haushalts. Da jedoch alles Neue und jede Unsicherheit dem demenziell Erkrankten nicht guttun und mein Vater besonderen Schutz aufgrund seiner Prominenz benötigt, bat ich darum, dass immer dieselbe Pflegekraft kommen sollte. Dies wurde uns zugesagt. Ich vereinbare die Termine jetzt immer direkt mit dem Pflegedienst Schwarz aus Herten. Außerdem sind diese Damen nicht nur nett, sondern auch kompetent. Bei Problemen und Fragen helfen sie mir. Dieses Glück hat nicht jeder.

Ich rate jedem, bei seiner Krankenkasse nachzufragen, ob es sich nicht einrichten ließe, dass immer die gleiche Person die Kontrolle übernimmt. Mehr als Nein sagen können die dortigen Ansprechpartner ja nicht, und auf die Begründung bei einer solchen Ablehnung dürfte man dann zurecht gespannt sein. Eine Krankenkasse sollte grundsätzlich zum Wohl der Patienten handeln, und gerade für Demenzpatienten ist die Konstanz in der Betreuung ein wichtiger Faktor.

Ich will kein Moralapostel sein, aber ich wünschte, dass ich manche Dinge nicht versäumt hätte. Dazu gehört eine vernünftige private Pflegeversicherung. Für wenige Euro im Monat kann man sich frühzeitig fürs Alter absichern. Doch solange wir jung sind, können wir uns nicht vorstellen, dass wir so etwas einmal benötigen werden. Wenn wir es dann merken, ist es zu spät.

Natürlich habe ich schon darüber nachgedacht, mir professionelle Unterstützung zu holen. Gerade am Anfang, als noch alles neu war und Papa so fürchterlich unruhig, wünschte ich mir jemanden, der mir die Verantwortung mal kurz von den Schultern genommen hätte. Selbstverständlich waren meine Familie und meine Freunde da. Doch die will man auch nicht ständig fordern und überstrapazieren. Aus einem ganz einfachen Grund entschied ich mich jedoch rigoros gegen eine Hilfe von außen: Papas Bekanntheit. Bei einer berühmten Persönlichkeit wie Rudi Assauer weiß man tatsächlich nie, ob nicht doch Dinge oder Fotos aus dem Haus geraten, die nicht für jeden bestimmt sind. Das Problem ist, dass manche Zeitungen viel Geld für derartige Informationen bezahlen. Ich habe schon erlebt, dass ein Paparazzi in meinen Mülltonnen herumwühlte. Weiß der Himmel, was er da zu finden hoffte.

Wie bereits erwähnt erhielt mein Vater seine endgültige Diagnose in der Memory Clinic in Essen. Diese Klinikform, die sich auch Gedächtnissprechstunde nennt, findet sich in zahlreichen Städten (siehe Serviceteil am Ende des Buches). Die Memory Clinic in Essen gibt es seit 1991. Sie ist eine sogenannte ambulante gerontologische Beratungsstelle, wobei Gerontologie die Wissenschaft ist, die sich mit dem Altern beschäftigt. Diese Klinik bietet eine exakte Diagnose im Hinblick auf sogenannte Hirnleistungsstörungen. Spezialisierte Mediziner können hier feststellen, ob es »nur das Alter ist« oder ob tatsächlich eine demenzielle Erkrankung vorliegt. Es hat sich nämlich leider gezeigt, dass bei 40 bis 60 Prozent der Menschen mit Demenz die Erkrankung vom Hausarzt übersehen wird.

Papa wurde in dieser Klinik bis November 2011 betreut. Wir besuchten die Einrichtung regelmäßig. Über anderthalb Jahre führte die Klinik monatliche Aufarbeitungstermine durch, die meinem Vater sehr gut taten. In Gesprächen mit Weggefährten wie Jens Lehmann, Ebbe Sand, Mike Büskens oder Andreas Müller wurden Ereignisse thematisiert, die diese alten Freunde miteinander verbinden. Das alles fand in einer gemütlichen Runde bei Brötchen und Kaffee statt. Man schaute sich gemeinsam Fotos an und erzählte und hoffte so, einige Informationen, die grundsätzlich noch da waren, zu reaktivieren und neu zu verankern. Erst als wir im letzten Drittel der Erkrankung ankamen und die Treffen keine Wirkung mehr erzielten, hörten wir damit auf.

Diese Gespräche sind für den Erkrankten wirklich sehr wichtig, was ein weiterer Grund dafür ist, das Umfeld so früh wie möglich zu informieren. Je eher man die Krankheit öffentlich macht, umso eher kann die Aufarbeitung beginnen. Es macht keinen Sinn, erst dann damit zu beginnen, wenn keine Erinnerungen mehr vorhanden sind, die man noch aufarbeiten könnte. Natürlich ist es großartig, wenn diese Gespräche unter professioneller Aufsicht geführt werden können. Das Schöne ist aber, dass man die Aufarbeitung auch wunderbar zu Hause fortsetzen kann. Man lädt sich Freunde ein oder setzt sich allein mit seinem Angehörigen hin und schaut die Fotoalben durch. Man parliert über alte Zeiten.

Natürlich waren diese Gespräche für mich und für das Umfeld meines Vater eine zwiespältige Angelegenheit. In den Phasen, in denen er noch ganz klar war und sich erinnern konnte, genossen wir das Schwelgen in Vergangenem. Später bestürzte es uns, als wir sahen, wie sehr er gegen das Vergessen ankämpfen musste.

Für eine Anhörung im Zuge der Scheidung mussten wir im Sommer 2012 für ein Gutachten noch einmal in die Klinik. Nach diesem letzten Besuch war er total aufgewühlt, was nichts mit den Mitarbeitern zu tun hatte. Ihm wurde wieder einmal vor Augen geführt, was er nicht mehr konnte, und das ertrug er nur schlecht. Das war grausam. Schon im Auto hat er immer wieder gesagt: »Das machen wir nicht noch mal.« Die beiden folgenden Nächte waren dann wieder die Hölle.

Was haben diese ersten Monate mit mir gemacht?

Mein Leben hat sich komplett geändert, um 360 Grad gedreht. Ein Song von Herbert Grönemeyer heißt »Ich dreh mich um dich.« Diese Textzeilen entsprechen unserer Situation.

Ich dreh mich um dich / Stell mich vor den bösen Blick / Deine Tränen werde ich übernehmen / Alle Qualen und alle Folter überstehen / Auch wenn du greinst, du dich kasteist / Auch wenn du haderst, du dich zerreißt / Wenn sich alles verdunkelt, / Bring ich dich durch die Nacht. / Wenn der Kompass nur Himmel und Hölle zeigt / Und deine Sinne verschwimmen…

Papa brauchte mich anfangs 24 Stunden am Tag, und wenn er 24 Stunden wach gewesen war, hätte ich noch einige Stunden zusätzlich gebraucht, um wenigstens ein wenig zu schlafen und mein eigenes Leben zu bewältigen. Glücklicherweise gibt es diese langen Tage und Nächte nur noch äußerst selten.

Ich habe das Bild des Marathons benutzt und gesagt, dass ich keine Aufwärmphase gehabt habe, sondern von heute auf morgen mit dem langen Lauf beginnen musste. Ein ganz leichtes Training hatte ich vielleicht aber doch, in den zwei oder drei Tagen nämlich, in denen ich bei meinem Vater zu Hause in der Villa blieb, wenn seine damalige Frau zu Bekannten nach Freiburg fuhr. Ich fand das immer spannend und schön, weil wir eine solche Nähe und ein so enges Zusammenleben vorher nie erlebt hatten.

Als er bei mir einzog, konnte ich die neue Situation auch deshalb leichter annehmen, weil ich ja wusste, wie unzumutbar die Zustände für ihn waren. Obwohl ich drei Jahre allein gewohnt hatte, gewöhnte ich mich sehr schnell an ihn. Ich wurde zur absoluten Oberglucke, und gäbe es für »absolute Oberglucke« noch eine Steigerungsform, würde auch das vermutlich auf mich zutreffen. Vielleicht »Oberglucke des Jahres 2012«. Durch meinen Perfektionismus machte ich nicht nur mir selbst das Leben schwer, sondern auch meinem gesamten Umfeld. Ich habe einen extrem hohen Anspruch an mich selbst – eine Eigenschaft, die ich vermutlich von meinem Vater geerbt habe. Die Leute haben mir zu helfen versucht, konnten es mir, mit Ausnahme von Sabine vielleicht, trotz aller Bemühungen aber nicht recht machen. Ich war wie eine Mutter mit ihrem Neugeborenen, die nicht will, dass irgendjemand sonst es hält.

Gleichzeitig bin ich jedoch ein reflektierter Mensch, ich überdenke grundsätzlich, ob mein Verhalten wirklich optimal ist. Darum musste ich irgendwann entspannter werden und zulassen, dass auch andere Menschen mir Aufgaben wie beispielsweise das Duschen abnahmen. Meine Entspannung hatte natürlich auch damit zu tun, dass Papa pflegeleichter wurde und ich mich weniger sorgte.

Nach der Diagnose, als mir klar wurde, was mit meinem Vater passierte, war ich tieftraurig. Ich weinte viel. Es brach mir das Herz. Da ich meine beiden Omas und Onkel Lothar erlebt hatte, wusste ich nur zu genau, was meinen Vater erwartete. Letztendlich bin ich jedoch wie in so vielen Dingen Papas Kind. Trauer? Habe ich nix mit am Hut. Also Augen zu und durch. Ich nahm die Herausforderung an und dachte, dass es ja nichts helfen würde, den Kopf in den Sand zu stecken. Je mehr man jammert, umso mehr steigert man sich in seine eigene Trauer hinein. Die Dunkelheit wird immer bedrohlicher, und irgendwann verschlingt sie einen ganz.

Bis zu einem gewissen Grad gelang es mir tatsächlich, die Sorgen zur Seite zu schieben. Dann spürte ich jedoch, dass ich mich auch nicht zu radikal verhalten, die Trauer zumindest ein bisschen auch zulassen musste. Ich durfte mich nicht selbst aus den Augen verlieren. Heute bin ich dünnhäutiger, emotionaler. Manchmal weine ich beim Kochen vor mich hin und denke, dass mein Vater das alles nicht verdient hat. Damit meine ich nicht, dass jemand anderes es mehr verdient hätte. Nein, ich wünsche diese Krankheit absolut niemandem.

Vor meinem Vater zeige ich keine Traurigkeit. Aber er kennt mich zu gut und ist äußerst feinfühlig. Wenn ich reinkomme und vorher geweint habe, fragt er sofort, warum ich traurig bin.

Papa hatte immer einen weichen Kern, den er nie öffentlich preisgegeben hat. Wenn er jemandem mal die Schulter klopfte, war es die größtmögliche Anerkennung. Ein Küsschen zum Geburtstag war das höchste der Gefühle. Es war ein Kompliment, wenn er zu einem sagte: »Wie siehst du denn heute aus?«

Inzwischen ist das anders. Wenn ich mit einer weißen oder hellblauen Bluse reinkomme, sagt er mir, wie schön er mich findet.

Er konnte schon immer sehr rücksichtsvoll und respektvoll sein, wenn es einem nicht gut ging. Aber normalerweise war er der, der einen gefoppt und geneckt hat. Seine Sprüche gingen manchmal unter die Gürtellinie, aber damit musste man umgehen können. Das war nicht böse gemeint. Wenn mein Vater böse war, dann hat man es gemerkt. Dann war der Ton anders, dann gab es eine klare Ansage, und danach erst einmal gar nichts, nur noch stille Messe.

Diejenigen, die er am meisten geneckt und gefoppt hat, hat er am meisten geliebt. Diejenigen, die ihm nicht wichtig waren oder ihn nicht interessiert haben, sind auf Eierkarte gelaufen, wie er immer gesagt hat. Das war sein Standardspruch: »Du läufst neben mir auf Eierkarte.« Das bedeutete in etwa, dass man neben ihm keine Schnitte hatte.

Diese ganzen Attitüden sind weg. Manchmal, wenn er einen ganz besonders guten Tag hat, kommen solche Foppereien noch. Wenn wir zum Beispiel unser tägliches Muskeltraining beim Armdrücken machen, sagt er: »Siehste wohl, ich bin viel stärker als du.«

Es hört sich vielleicht etwas sarkastisch an, aber er hat sein Macho-Image vergessen. Demenzkranke schauspielern nicht mehr. Durch die Krankheit wird der wahre Kern freigelegt. Er war immer hilfsbereit. Aber eine so große Zärtlichkeit, diese große Liebe und Nähe, das habe ich nicht erwartet. Papa sucht ständig Körperkontakt, hält meine Hand und küsst mich. Ganz plötzlich steht er manchmal auf, nur um mich in den Arm zu nehmen. Es beruhigt ihn unwahrscheinlich, wenn ich meine Hand an seine Wange lege. So könnte er ewig verweilen. Meist schläft er abends so ein.

Loslassen, das war etwas, was ich wirklich lernen musste. In der ersten Zeit hätte ich ihn am liebsten 24 Stunden auf dem Schoß sitzen gehabt. Nach und nach wurde mir klar: Wenn du ihn dir auf den Bauch schnallst, kippst du nach vorn und liegst auf ihm drauf. Wenn du ihn dir auf den Rücken schnallst, kippst du nach hinten und liegst auf ihm drauf. Wie ich es drehte und wendete, ich konnte ihn nicht vor allem beschützen. Ich kann jeden Tag nur 100 Prozent geben. Ihm jeden Tag so schön wie möglich gestalten. Aber nur, wenn ich dabei nicht selbst verloren gehe.

Ich bin manchmal ganz schön über das Ziel hinausgeschossen. Dachte jede Minute darüber nach, ob es ihm auch gut geht. Wie eine Art Wiedergutmachung für alles, worauf er wegen seiner Krankheit verzichten musste. Viele Leute guckten ihn erschrocken an und meinten: »Das ist nicht der Rudi Assauer, wie wir ihn kennen.« Und ich wollte, dass er es wieder sein würde. Ich tat alles, um ihn wieder zu dem zu machen, der er einmal war. Ich rasierte ihn und kaufte ihm die Klamotten, die er immer gern getragen hatte. Papa war stets auf sein Äußeres bedacht. Ich würde ihm nie einen roten Rollkragenpullover anziehen oder eine Cargohose, es würde aussehen, als hätte ich meinen Vater verkleiden wollen. Wir gehen nicht zusammen einkaufen. Ich nehme die Sachen einfach in zwei verschiedenen Größen mit, wenn ich mir nicht sicher bin, und probiere sie zu Hause mit ihm an. Er war früher auch nicht shoppen, sondern ließ sich Stoffe kommen und sich daraus Hemden, Hosen, Jacketts oder Anzüge bei einem Schneider in Gelsenkirchen anfertigen. Wenn wir zu Hause blieben, trägt er einen bequemen Jogginganzug oder Trainingsklamotten. Wenn wir ausgehen oder Besuch empfangen, ist er ordentlich und dem Anlass entsprechend gekleidet.

Mittlerweile bin ich entspannter. Ich dachte immer, dass ich eine ganz coole Mutter geworden wäre. Dann musste ich feststellen: »Ich bin nicht einmal eine coole Tochter.« Ich habe die Verantwortung und bin ganz schön uncool. Vorher war ich nur für mich selbst verantwortlich. Ich konnte die Tür aufmachen und hinausgehen, so wie es mir gefiel. Ich habe das gemacht, was mir in den Sinn gekommen ist. Das konnte ich dann plötzlich nicht mehr. Ich kann nicht spontan zur Post gehen, einfach weil ich gerade eine Briefmarke brauche. Es gibt immer eine Person, um die ich mich kümmern muss.

Wenn ich aus dem Haus gehen will, muss ich zuerst ihn fertig machen, dann mich, und dann können wir los. Es ist wie bei einer Mutter, die sich immer als Erstes um ihr Kind kümmert. Nur dass Kinder dazulernen und selbstständiger werden. Kinder bauen ihren Verstand auf, sie lernen. Der Kranke baut seinen Verstand ab und verlernt. Ein Kleinkind kann *bis* zu einem bestimmten Zeitpunkt seine Hose nicht allein anziehen. Der Alzheimerpatient kann *ab* einem bestimmten Zeitpunkt seine Hose nicht mehr allein anziehen.

Als mein Vater noch seine Rennphasen hatte und schlecht schlief, bin ich wirklich auf den Brustwarzen gekrochen. Wenn er sich zwischendurch einmal ausgeruht hat, kümmerte ich mich um andere Dinge. Bis Ende Mai 2012 arbeitete ich noch im Brauhaus in Gladbeck. Von 17 bis 24 Uhr übte ich meinen Job aus. Währenddessen passte die meiste Zeit Sabine auf Papa auf, und ab und an auch Tante Karin. In vielen Nächten schlief Papa jedoch keine einzige Minute, und das bedeutete, dass ich vom Job kam, meinen Vater versorgte und dann wieder zum Job ging.

Das Schlafdefizit war brutal. Es war schwierig, noch weiter ordnungsgemäß zu funktionieren, nachdem der Akku schon zu 99 Prozent leer war. Dazu tat mir mein Vater so sehr leid, dass es unerträglich an meinen Nerven zerrte. Ich wusste, dass er genauso seinen Schlaf brauchte wie ich, dass er ebenso unter der Situation litt.

Abgesehen von meiner Arbeitszeit blieb ich jede Minute bei meinem Vater. Ich war, obwohl mein Leben nicht mehr existierte und meine Kräfte aufgebraucht waren, noch nicht an dem Punkt angelangt, an dem ich aufgegeben hätte. Das lag meines Erachtens an drei Dingen:

Erstens bin ich eine Kämpfernatur, und werde ich gefordert, wachse ich über mich hinaus. Das ist allerdings nichts Besonderes. Wenn man jemanden wirklich zutiefst liebt, mobilisiert man Kräfte, die man zuvor bei sich selbst nicht vermutet hätte.

Zweitens hält mich mein soziales Netz. Ohne unsere Freunde und vor allem Sabine wäre ich der Aufgabe nicht gewachsen. Nicht nur, dass sie mir hilft, ihren Chef zu betreuen, sie nimmt mir auch viele organisatorische Aufgaben ab. Zu guter Letzt ist sie mein Kummerkasten und meine Alarmsirene. Blinkt bei mir der Akku, brüllt sie Stopp. Und wenn Sabine Stopp sagt, dann ist auch Stopp. Widerworte duldet sie nicht. Und das ist gut so. Jeder, der einen kranken Menschen zu Hause pflegt, sollte eine Sabine haben.

Drittens baue ich mir kleine Inseln. Dafür verlasse ich nicht zwangsläufig das Haus. Es reicht, wenn ich meine Gedanken kurz abschweifen lasse. Kreuzworträtsel oder Sudoku sind kurze Momente, in denen ich nicht an die Krankheit denke und Kraft sammle für die nächsten Aufgaben. Im Wintergarten steht mein Trainingsfahrrad, das mich ebenso wie meine Pilates-Übungen körperlich fit hält und mir Ablenkung bietet. An den Tagen, an denen ich zu erschöpft bin für die aktive Ablenkung, lege ich mich mit meiner Kuscheldecke aufs Sofa, schalte alle Telefone aus und schlafe beim Fernsehen ein. Wirklich schlimm ist, dass ich ziemlich schnell zehn Kilo zugenommen habe. Ich war nie die schlankste Person, habe aber immer versucht, mich mit Walken in Form zu halten. Das geht natürlich jetzt nicht mehr, und das belastet mich.

Auszeiten zu Hause sind schön und wichtig, doch am meisten Energie schöpfe ich außerhalb. Das ist mir natürlich erst möglich geworden, seitdem ich nicht mehr im Brauhaus arbeite und Papa ruhiger geworden ist. Ich gehe essen und sehr gern in die Sauna. Einmal in der Woche kommt vormittags eine langjährige Freundin der Familie, der Papa vertraut. Dann gehe ich einen Kaffee trinken und erledige alle notwendigen Dinge außer Haus. Mit dieser Freundin kann ich Papa inzwischen beruhigt allein lassen. Sie hat durch die Pflege ihrer Tante Erfahrung, und er lässt zu, dass sie ihn beispielsweise rasiert oder duscht. Vermutlich, weil er sie schon so viele Jahre kennt.

Letztlich ist es egal, was man für sich tut, wichtig ist nur, dass man überhaupt etwas tut. Dazu muss man über seinen Schatten springen und loslassen können. Niemand geht so mit ihm um, wie ich das tue. Das heißt aber nicht, dass es für ihn nicht trotzdem schön ist, wenn er mit anderen zu tun hat. Es hat lange gedauert, bestimmt anderthalb Jahre, bis ich das kapiert habe. Mittlerweile denke ich sogar, dass es für ihn eine willkommene Abwechslung ist, mal eine andere Nase zu sehen. Wobei ich ihm stets versichere, dass ich wiederkomme. Wenn ich zurück bin, strahlt er über das ganze Gesicht, und es ist Kuschelgroßalarm angesagt. Das macht mich glücklich und beweist mir, dass alles gut ist.

Oktober 2012 bis Februar 2013

Projekt: *Ein normales soziales Leben*

Rudi Assauer war immer ein geselliger Mensch. In großen Gruppen fühlte er sich wohl, auch wenn er vielleicht manchmal abwesend oder sogar arrogant wirkte. Das war seine Art. Darum eignete er sich unter anderem so gut als Fußballmanager. Mittendrin, wachsam, aber nicht aktiv auf dem Feld.

Wenn er sich jedoch in einem Raum mit wenigen Menschen befand oder an einem Tisch saß, war er immer die Hauptfigur, die den ganzen Raum unterhielt. Vor einiger Zeit, ich schätze, es war vor ungefähr zwei Jahren, fing er plötzlich an, viel leiser zu sprechen. Es schien, als sei er unsicher, ob das, was er sagen wollte, das Richtige sei. Ganz oft flüsterte er mir zuerst zu, was er zum Gespräch beitragen wollte, um sich zu vergewissern, dass es in Ordnung wäre. Und erst wenn ich sagte, dass er es natürlich sagen könne, sprach er es laut aus. Dabei möchte ich betonen, dass ich diese Schwäche nicht ausgenutzt habe, um ihn zu meinem Sprachrohr zu machen. Ich ermutigte ihn lediglich, auch weiter laut seine Meinung zu sagen. Ich wertete seine Aussagen nicht.

Wir wissen nicht, weswegen er stiller geworden ist. Vielleicht merkte er, dass er den Gesprächen inhaltlich nicht mehr richtig folgen konnte, und er wollte sich nicht blamieren. Mittlerweile hat sich sein Verhalten wieder ein bisschen verändert. Er ist insgesamt wesentlich ruhiger geworden, vor allem aber, wenn viele Menschen anwesend sind, die er nicht kennt. Wenn die Leute ihm nahestehen und er sich sicher fühlt, beteiligt er sich an den Gesprächen.

Papa wird bis zu seinem letzten Atemzug eine Person des öffentlichen Lebens bleiben. Das hat er sich bei seiner Berufswahl so ausgesucht, und das hatte sicherlich auch viele Vorteile. Während der Krankheit werden jedoch auch die Schattenseiten spürbar. Eine davon ist, dass die Menschen bei Prominenten immer glauben, sie persönlich zu kennen und daher die besten Ratschläge parat zu haben. Ich habe immer gesagt, dass der Name Assauer Fluch und Segen ist, weswegen ich froh bin, dass ich Michel hieß und heiße.

Die Frage ist doch wirklich: Warum sollte ein an Alzheimer Erkrankter nicht weiter am sozialen Leben teilnehmen? Wenn man meinen Vater in die Ecke setzen und nichts mehr mit ihm unternehmen würde, dann ließe ihn das innerhalb kürzester Zeit verkümmern. Durch die Krankheit ist er passiv geworden. Sie raubte ihm die Fähigkeit, seine Bedürfnisse aktiv zu äußern. Theoretisch könnte ich ihn den ganzen Tag im Bett liegen lassen. Er würde schlafen und fernsehen. Nicht einmal das Verlangen nach Essen würde er äußern. Papa muss bespaßt werden.

Dr. Spittler hat mir erklärt, dass eine Karte endgültig aus dem Spiel ist, sobald der Erkrankte die entsprechende Fähigkeit verloren hat. Man hat jedoch immer noch das restliche Blatt auf der Hand, mit dem man weiterspielen kann. Und je mehr ich damit spiele, umso mehr lerne ich die verbliebenen Karten zu nutzen. Erst in dem Moment, wo man das Blatt aus der Hand legt, ist das Spiel verloren. Darum ist es wichtig zu kommunizieren, Zeitungen vorzulesen, aktiv zu bleiben, Eindrücke zu fördern. Defizite werden so kompensiert. Wichtig ist lediglich, dass man keine Überforderungssituationen schafft. Nur, was der Alzheimerpatient aus eigener Motivation und ohne Stress tut, kann sich positiv auswirken.

Eingangs erwähnte ich, dass jeder von Alzheimer Betroffene unterschiedlich ist und man daher seine eigenen Erfahrungen bei der Pflege machen muss. Ebenso gibt es jedoch viele Profis, die sich mit der Krankheit wissenschaftlich auseinandergesetzt haben. In der professionellen Pflege sind drei Therapieformen entwickelt worden, die ich intuitiv umgesetzt habe, ohne davon gewusst zu haben. Vermutlich ist es so, dass diese Therapieformen auf dem logischen Menschenverstand basieren und deshalb auch von Laienpflegern unbewusst angewendet werden. Doch geben wir dem Kind mal einen Namen. Oder besser gesagt: den drei Kindern drei Namen.

Das *Realitätsorientierungstraining* (»ROT«) entspricht exakt meinem eigenen Umgang mit meinem Vater. Durch normale Alltagsaktivitäten wie Zeitunglesen, Spazierengehen und anderen anregenden Erlebnissen soll die Orientierung in Bezug auf Zeit, Raum und die eigene Person gefördert und/oder aufrechterhalten werden. Das Gedächtnistraining ist dieser Methode ganz ähnlich und soll insbesondere durch das Ansehen von Fotos die Fähigkeit des Wiedererkennens verbessern.

Die *Validationstheraphie* wurde von der Amerikanerin Naomi Feil entwickelt, weil sie unglücklich war mit dem Umgang mit demenziell erkrankten Menschen. Im Grunde handelt es sich eher um eine Ansammlung von Umgangsprinzipien als um eine Therapie. Die Methode setzt voraus, dass die pflegenden Menschen dem Kranken eine wertschätzende Grundhaltung entgegenbringen. Man sollte sich in die Realität seines Angehörigen hineinversetzen und diese akzeptieren. Durch die konsequente Bestätigung der Gefühle und die Anerkennung von Handlungsmotivationen sollen Unruhe- und Erregungszustände und der Rückzug in die Apathie vermindert werden.

Bei der *basalen Stimulation* werden die verschiedenen Sinne angesprochen, also das Hören, Sehen, Fühlen, Schmecken und Riechen. Dem Kranken werden Massagen mit Musik angeboten, Waldspaziergänge, auf denen er den Gesang der Vögel und den Geruch der Bäume wahrnehmen kann, Wohlfühlbäder mit

Ölen in unterschiedlichen Farben, die gleich mehrere Sinne wecken und wachhalten sollen.

Ich war froh zu sehen, dass die Forschung meine eigenen Ansätze und Erfahrungen bei der Pflege noch einmal wissenschaftlich erklären konnte. Ich muss zugeben, dass es beruhigend auf mich gewirkt hat, aus einer solchen Perspektive bestätigt zu bekommen, dass ich richtig mit meinem Vater umgehe. Und ich denke, das wird anderen Menschen in meiner Situation ganz ähnlich gehen – daher an dieser Stelle der kurze Ausflug in die Theorie.

Bewegung und Sport sind für Demenzkranke sehr wichtig und wirken positiv auf den Verlauf der Krankheit ein. Daher sollte man so lange wie möglich diesbezügliche Angebote machen. Papa kickt immer noch gern. Sobald er einen Ball in seiner Nähe sieht, legt er los. Seinen typischen Stil hat er beibehalten – die Bewegungsabläufe sind vermutlich so tief verwurzelt, dass sie ohne Nachdenken funktionieren.

Ansonsten sitzt er gern auf dem Trimmrad. Eine dreiviertel Stunde ist gar kein Problem. Zwischendurch bekommt er etwas zu trinken, und ich unterhalte ihn, damit er keine Langeweile empfindet. Neben der positiven Wirkung auf den Körper hilft der Sport auch dabei, die innere Anspannung abzubauen.

Er selbst übernimmt sich nicht. Wenn er sich bei uns in der Wohnung genügend angestrengt hat, geht er einfach nach oben in sein Zimmer. Wenn wir unterwegs sind, sagt er in einer solchen Situation, dass er nach Hause will. Außenstehende würden in diesem Zusammenhang vermutlich Gefahr laufen, ihn zu überfordern. Wenn man beispielsweise mit ihm spazieren geht und er stehen bleibt, kann man manchmal nicht erkennen, ob er einfach vergessen hat, dass er weitergehen muss, oder ob er wirklich nicht mehr kann. Um sich nicht über seinen Willen hinwegzusetzen, muss man ihn kennen. Ich bin in der Lage, meinen Vater zu lesen – sein Gesicht und seine Körperhaltung verraten mir seinen Zustand. Wenn er müde wird, wirkt er verschlossen oder wird unruhig. Sonst ist er aufmerksam und wach. Je besser man seinen Verwandten kennt, umso einfacher ist es tatsächlich, trotz Alzheimer auf ihn einzugehen.

Selbstverständlich bleiben wir nach wie vor zu Hause, wenn es ihm nicht gut geht. Von uns bekommt niemand mehr eine hundertprozentige Zusage. Es kann schließlich sein, dass Papa, kurz bevor wir aufbrechen möchten, doch nicht mehr will. Gerade in unserer ersten Phase mussten wir viele Einladungen zum Teil extrem kurzfristig absagen. Dafür darf man sich nicht schämen oder sich deshalb gar von allen Verabredungen zurückziehen. Ich finde es wichtig, dass man für die besondere Situation des Kranken Verständnis schafft. Mir ist klar, dass es für die Gegenseite enttäuschend ist, wenn man kurzfristig absagen muss und kein verlässlicher Freund mehr sein kann. Aber echte Freunde verstehen so etwas. Man muss nur den Mut aufbringen zu testen, ob man es mit echten Freunden zu tun hat. Denn ganz sicher wird man von den lieben Menschen in seinem Umfeld auch mit Reaktionen belohnt werden, mit denen man nicht gerechnet hat.

Ob der häufige Argwohn, mit dem wir es insbesondere anfangs in der Öffentlichkeit zu tun bekamen, auf Angst und Unsicherheit basiert, kann ich nicht sagen. Ganz sicher fand ich diese Reaktionen aber unangemessen und unverschämt. Mein Vater ist ganz bewusst mit seiner Erkrankung an die Öffentlichkeit gegangen, weil er sich nicht länger verstecken wollte. Trotzdem gucken die Leute, wenn wir irgendwo hereinkommen, als sähen sie einen Geist – oder sie beginnen hinter vorgehaltener Hand zu tuscheln. Das ist total blödsinnig. Ich kann nur jedem Mut machen, mit seinem Angehörigen ganz normal unter Leute zu gehen. Alles andere wäre einfach nicht gerecht.

Denn wie oft muss der Erkrankte ohnehin schon auf ein normales Leben verzichten? Niemand ahnt, wie häufig wir zu Hause bleiben mussten, weil mein Vater nicht anders konnte.

Am zweiten Weihnachtsfeiertag 2012 wurde im Revue-Palast Ruhr »Viva Las Vegas« gezeigt. Musik, die mein Vater mag, in einem Theater, das er schon oft besucht hat. Der Freund und Prinzipal Christian Stratmann begrüßte ihn als Ehrengast. Papa stand kurz auf, winkte in die Runde und setzte sich wieder. Das Licht ging aus, die Show begann, und mein Vater klatschte begeistert mit. In der Pause bildete sich vor der Damentoilette eine lange Schlange. Hinter Sabine und mir standen zwei ältere Damen, die uns offensichtlich nicht erkannten, und lästerten. Einhellig kamen sie zu dem Schluss, dass es unmöglich sei, meinen Vater so vorzuführen, man hätte ihn lieber zu Hause lassen sollen. Wir drehten uns um und erwiderten, dass vielleicht besser sie selbst zu Hause blieben, wenn sie ein Problem mit kranken Menschen hätten – oder ob es vielleicht einen besonderen Grund gäbe, weswegen er keinen Spaß haben dürfe?

Nach dem Jahrhundertspiel Deutschland – Türkei am 17. November 2013 auf Schalke glaubte ein vermeintlicher Fan beurteilen zu können, dass es meinem Vater dort nicht gefallen habe. Zu einem Postangestellten sagte er, während wir weiter hinten warteten: »Also, dass man den Assauer so auf das Feld zerren musste. Man hat doch gemerkt, dass er sich nicht wohlfühlte.« Es erstaunt mich immer wieder, wie gut die Leute meinen Vater zu kennen meinen.

Besonders traurig machen mich solche Reaktionen von Schalke-Fans. Das Forum »Schalker Block 5 – Ernst Kuzorra seine Frau« mokierte sich irgendwann, dass Rudi Assauer im Stadion gewesen sei und nicht freundlich geguckt habe. Daraufhin wurde im Forum 37 Seiten lang diskutiert, warum

Rudi Assauer bei einem Spiel zugegen sein müsse, wo er doch augenscheinlich keinen Spaß dran habe. Wir suchten ein Foto des gleichen Spiels raus, auf dem er lächelte, und stellten es ein mit der Frage: »Soll er wirklich nicht zum Fußball gehen?«

Kein Mensch lächelt den ganzen Tag. Nur dass andere Leute nicht ständig unter Beobachtung stehen. Bei meinem Vater wird jeder Gesichtsausdruck interpretiert und prinzipiell negativ gedeutet.

Das schlimmste Erlebnis hatten wir in Papas zweitem Wohnzimmer, der Veltins-Arena. Er kann sehr wohl noch problemlos allein auf die Toilette gehen. Leider ist dies nach folgendem Vorfall nicht mehr möglich: Ein »Fan« versuchte von Rudi Assauer beim Pinkeln ein Foto zu machen! Das war natürlich eine bodenlose Frechheit. Früher hätte so etwas niemand gewagt. Die Krankheit und Unsicherheit eines Menschen auszunutzen, um ein Foto posten zu können oder es für ein Paar Euros zu verhökern, ist menschenverachtend. Wer so handelt, ist kein Schalke-Fan. Wir zogen die Konsequenz und begleiten ihn nun immer. Was wiederum zu Gerüchten führt, dass er Hilfe braucht. Wie man es macht, macht man es falsch. Oder anders gesagt: Die Gesunden sind immer im Vorteil.

MÄRZ 2013 BIS MAI 2014

Mir fehlen die Worte – oder: Wenn man die Sprache vergisst

Warum mache ich einen Schnitt im März 2013? Weil sich seitdem etwas Wesentliches bei uns zu Hause verändert hat.

Papa verliert allmählich seine Sprache, und um nachvollziehen zu können, wie sich das Leben eines Alzheimerkranken verändert, muss man sich mit diesem Aspekt auseinandersetzen. Der Sprachverlust ist ein klassisches Alzheimer-Symptom. Das ist natürlich nicht verwunderlich, da die Sprache ein komplexes System ist, das von unserem Gehirn gesteuert wird. Sobald das Gehirn ausfällt, fällt auch die Sprache aus. Dass dieser Vorgang so naheliegend ist, macht die Sache jedoch nicht leichter zu ertragen.

Sprachstörungen treten bei Alzheimerpatienten bereits sehr früh auf. Sie verwenden gehäuft Floskeln und Formulierungen, bei denen nicht klar wird, auf wen oder was sie sich beziehen. Sie sagen Dinge, die dem aktuellen Gesprächsthema nicht angemessen sind.

Seit März 2013 verschlimmern sich die Artikulationsprobleme meines Vaters. Dieser Fähigkeitsverlust macht mich wirklich traurig. Manchmal versucht er mir etwas zu sagen, und dann muss ich schlucken, habe Tränen in den Augen, weil er mir so leidtut. Er war immer ein Mann der Sprache, und jetzt verliert er sein wichtigstes Instrument. Je mehr ich ihn fordere, umso besser geht es. An ganz schlechten Tagen versuche ich, mit ihm zu singen. Meistens hilft das. Als würde ich eine Tür öffnen, hinter der sich seine Worte versteckt halten.

Aus dem Verlust der Sprache entstehen so viele Probleme. Das größte besteht natürlich darin, dass der Patient sich nicht mehr mitteilen kann. Ich hoffe so sehr, dass wir noch ganz viel Zeit haben, bis er seine Sprache ganz verliert.

Mein Vater selbst begreift nicht, dass wir Außenstehenden Schwierigkeiten haben, ihn zu verstehen. Man muss sich das so vorstellen, dass er murmelt, als hätte er ein formbares Gel im Mund, das sich manchmal dem Mund so anpasst, dass ein

Wort klar seinen Weg nach draußen findet, und dann verstopft es wieder alles.

Bei meinem Vater kam der Verlust nicht von einem Tag auf den anderen. Das kann jedoch auch passieren – die Sprachkarte wird aus dem Haus gezogen, und es ist vorbei. Bei meinem Vater scheinen eher die umliegenden Karten zu wackeln. Manchmal kann er noch Sätze formulieren, deren Bedeutung problemlos zu verstehen ist.

In vielen anderen Momenten muss ich mich in meinen Vater einfühlen und überlegen, was er mir sagen will. Da ich 24 Stunden am Tag mit ihm zusammen bin, verstehe ich ihn zu 95 Prozent. Eine große Hilfe ist dabei, dass ich seine Gestik und Mimik so gut kenne. Es ist ganz ähnlich wie bei einem Säugling, der sich ebenfalls nur durch Geschrei und Körpersprache ausdrücken kann. Dennoch gelingt es den Eltern, ihr Kind zu verstehen. Diese Art der Kommunikation ist sehr zeitintensiv, weshalb ich gut nachvollziehen kann, dass eine Schwester, die nur wenige Minuten für einen Heim-Bewohner hat, keine Möglichkeit sieht, sich mit ihm derart intensiv zu befassen. Wobei eine Betreuung in der eigenen Wohnung auch nicht immer automatisch heißt, dass sich die Personen gut kennen und verstehen. Pflegt beispielsweise ein Enkelkind seine Oma oder seinen Opa und hatten diese beiden Familienmitglieder zuvor keinen intensiven Kontakt, so wird es nicht so leicht sein, die neue Kommunikationsebene zu etablieren. Hier kann ich nur empfehlen, geduldig zu bleiben und nicht aufzugeben. Die vielen Rückschläge können frustrierend wirken und zu Resignationen führen. Wenn man jedoch mit dem Kranken spricht, wiederholt, was er gesagt hat, verschiedene Varianten dessen aufzählt, was man verstanden haben könnte, dann findet man letztendlich fast immer zusammen. Und bestenfalls veranlasst das Erfolgserlebnis sogar eine Neuspeicherung der gesuchten Formulierung.

Wir haben Glück, dass er trotz seiner Artikulationsprobleme seine Welt noch verlässt. Viele Alzheimerpatienten ziehen sich komplett in sich zurück und kommunizieren gar nicht mehr. Bei meinem Vater macht es den Eindruck, als springe er zwischen zwei Welten. Plötzlich taucht er auf, ist präsent und sagt klar und deutlich, was er will, oder gibt einen passenden Kommentar ab. Eine Passage aus dem Gedicht »Der Panther« von Rainer Maria Rilke drückt dieses Verhalten treffend aus:

Nur manchmal schiebt der Vorhang der Pupille
sich lautlos auf –. Dann geht ein Bild hinein,
geht durch der Glieder angespannte Stille –
und hört im Herzen auf zu sein.

Manchmal spricht er dann von einer bestimmten Person und gibt Anweisungen, was diese zu erledigen habe. Genauso schnell, wie er klar geworden ist, zieht er sich dann zurück. Diese Situationen sind nicht zu verwechseln mit einem Dialog. Man kann nicht auf etwas aufbauen, was den Austausch für Außenstehende so schwer macht.

Für meinen Vater ist es wesentlich leichter, in unsere Welt zu wechseln, als für uns in seine. Sich in ihn hineinzuversetzen ist, als müsste man schauspielern. Man verlässt seine eigene Realität, um sich auf der Bühne meines Vaters zu bewegen. Es ist ganz wichtig, dass man ernsthaft und aufrichtig mitspielt, da nie voraussehbar ist, wie lange er klar ist. Mein Vater protestiert sofort, wenn ich sage: »Das ist aber in Ordnung«, dabei in Wahrheit aber das Gefühl habe, dass etwas *nicht* in Ordnung ist. Ich muss ihm seinen Fluss lassen und so reagieren, als wäre er nicht krank. Mir gelingt diese Ehrlichkeit inzwischen fast automatisch, aber für Menschen, die nicht so oft mit ihm zusammen sind, ist ein derart offenes Verhalten beschwerlich.

Einerseits duldet mein Vater keine Verzögerung bei der Antwort. Aus seinem »alten« Leben ist er es gewohnt, dass jeder sofort auf ihn reagiert. Er ist immer der Chef gewesen, und insofern ist er ganz der Alte, wenn er sich auch heute noch so verhält. Andererseits bewegen sich seine Gedanken infolge der Krankheit ja auf einem kindlichen Niveau, wodurch sich ein Bruch ergibt, der es einem im Gespräch manchmal schwer macht.

An Tagen, an denen es ihm ganz schlecht geht, rede einfach ich. Dann führe ich eine Unterhaltung ohne Reaktion. Das kam mir anfangs sehr merkwürdig vor, als würde ich ein Selbstgespräch führen. Ich bin jedoch davon überzeugt, dass er es schön findet, mir zuzuhören, dass er die Aufmerksamkeit genießt, ganz davon abgesehen, dass ich sein Gehirn aktiviere, wenn ich mit ihm spreche.

Der Verlust der Sprache hat einen weiteren schrecklichen Nebeneffekt: Die Wortfindungsstörung hat zur Folge, dass die Bedeutung der Wörter verloren geht. Wenn man nicht mehr weiß, was ein Wort heißt, weiß man auch nicht mehr, was man tun soll, wenn einem das Wort gesagt wird. Man kann anderen nicht mehr vermitteln, was man von ihnen möchte. Das macht die Pflege zunehmend schwierig. Ich bin immer mehr darauf angewiesen, dass ich meinen Vater richtig lese. Irgendwann werde ich alles übernehmen müssen. Auch das Rasieren, Zähneputzen, Duschen. Meine schlimmste Vorstellung diesbezüglich ist, dass er mir nicht mehr mitteilen kann, wenn er Schmerzen hat. Ich will nicht, dass mein Papa leidet. Wenn es so weit ist, muss ich ihm in die Augen sehen und hoffen, dass sie mir sagen, was er fühlt. Außerdem denke ich, dass er seine Hände noch mehr als jetzt einsetzen wird, um Dinge zu zeigen oder zu erklären. Körperlich ist er topfit, und vermutlich wird er noch lange mobil bleiben. Es hört sich vielleicht komisch an, aber wenn ich könnte, würde ich wählen, dass er seine Sprache behält und seine Mobilität verliert. Am Ende wird er sowieso beides verloren haben. Die Krankheit raubt dem Patienten einfach alles.

Wie bei allem anderen versuche ich, auch seine Sprache so lange wie möglich zu erhalten. Dazu verwende ich zwei Tricks. Beide beziehen sich auf seine Vergangenheit und scheinen sein Sprachzentrum zu stimulieren.

Wir singen. Ganz nach dem Motto: Singen macht frei. So scheint es in diesen Momenten tatsächlich zu sein. Als hätte er nur ein bisschen Schmierseife gebraucht. Zunächst muss ich ihn animieren, damit er auch den richtigen Text singt. Doch dann fluppt es.

Er summt und singt sowieso den ganzen Tag vor sich hin. Das hat er immer schon gemacht. Im Auto lief WDR4, und jeder Text wurde auswendig mitgeschmettert. Früher bekam ich manchmal Angst, wenn ich mit ihm gefahren bin, weil er dann das Auto im Takt auf der Straße hin und her kurvte. Er war immer schon ein Fan von deutschen Schlagern. Wenn wir jetzt WDR4 hören, wird er sofort melodisch, bewegt sich und summt. Die Musik erinnert ihn an etwas, das sieht man in seinen Augen. Bei »Aloa Heja He« von Achim Reichel geht er total ab. Er versteht zwar kein Wort, aber ihm gefällt die Melodie. Musikvideos sind schön, weil er die Musik hört und Leute wie Ireen Sheer und Michael Holm wiedererkennt. Dann zeigt er auf den Fernseher und sagt. »Guck mal, da ist die.« Er hat Ireen Sheer das letzte Mal bei der Verleihung des Förderpreises der Solidarfonds-Stiftung im Saalbau Witten im Frühjahr 2011 getroffen. Ich hab keine Ahnung, ob er dieses Treffen dann mit der Frau im Fernsehen in Verbindung bringt. Das ist mir aber auch egal. Ich sehe, dass er sich freut.

Ein Freund schenkte ihm einen kleinen Schalke-Wimpel, der das Vereinslied abspielen kann. Das singt er fehlerfrei mit.

Genauso wie die Hymne von Werder Bremen und die von seinem heiß geliebten blauen Vogel. Kürzlich wurde sie nach einem Spiel im Stadion gespielt. Papa hörte sie durch die Interviews hindurch und stimmte sie an. Manchmal nuschelt er zwar nur einzelne Töne und guckt mich dann etwas unsicher an. Aber das ist eben inzwischen typisch für ihn. Er ist unsicher, weil er nicht weiß, ob er alles richtig macht – er kann noch vieles, hat aber das Vertrauen in sich selbst verloren.

Noch etwas hat sich deutlich verändert. Das fällt mir in solchen Momenten auf. In einem seiner Schalker Lieblingslieder kommt die Zeile »... wo man für jeden Scheißdreck ...« vor. Früher gab es niemanden, der diese Passage lauter schmetterte als Rudi Assauer. Heute hält er inne und sagt: »Das sagt man nicht.« Der Mann, der Sätze sagte wie: »Wenn der Schnee schmilzt, sieht man, wo die Kacke liegt«, und »Scheiße steht im Duden, das ist ein deutsches Wort«, zuckt heute bei solchen Wörtern verschämt zusammen. Er schimpft mit mir, wenn ich fluche. So was will er nicht mehr hören.

Mein anderer Trick ist, ihn zu foppen, so wie er es früher selbst gern mit anderen Leuten gemacht hat. Dann spricht er ganz oft klare Sätze. Ich stupse ihn zum Beispiel in den Bauch und sage: »Na, du dicker Bauch.« Dann antwortet er oft: »Das ist überhaupt kein dicker Bauch, und außerdem gehört der mir gar nicht.« Man muss eben so oft wie möglich auf altbekannte Muster zurückgreifen.

Wenn ich ihn körperlich ein bisschen foppe, dann strafft er sich und wird ganz groß, um seine Stärke zu demonstrieren. Er wehrt sich. Ich reize ihn, weil ich möchte, dass ihm bewusst ist, dass er sich nicht alles gefallen lassen und sich verteidigen darf. Bei mir muss er das natürlich nicht ernsthaft. Aber ich möchte einfach sicher sein, dass er nicht draußen mal blöd angemacht wird und sich dann als Opfer fühlt. Kranke Menschen sind ausschließlich Opfer ihrer Krankheit, sie sollten keineswegs als Opfer der Gesellschaft gesehen oder so behandelt werden. Papa wusste sich immer zu wehren. Das soll er so lange wie möglich nicht verlernen.

Es gibt aber auch richtig gute Tage, an denen er von sich aus ganz verständlich spricht. Dann frage ich mich, welche Knöpfe da gedrückt worden sind, dass es plötzlich so problemlos klappt. Kürzlich waren wir mit Gabi und »Tanne« Fichtel auf der Weißenburg, Papas zweiter Heimat. Wie so oft, wenn wir mit vertrauten Leuten unterwegs sind, war ich nicht die ganze Zeit an seiner Seite und habe ihn einfach machen lassen. Ein Freund kam zwischendurch zu mir und war ganz beeindruckt, dass er sich so super mit meinem Vater unterhalten konnte.

Es ist zwar nichts mehr so, wie es mal war. Wir versuchen jedoch, alles so normal wie möglich zu gestalten und so zu leben, als wären wir beide gesund. Wir gehen essen, zum Friseur, in die Eisdiele, nehmen an gesellschaftlichen Ereignissen teil und treffen uns mit Freunden. Wir versuchen, normal zu wirken, auch vor uns selbst und auch, wenn die Krankheit uns in unserer Planung und Gestaltung immer begleitet.

Jeder Tag ein Stückchen Alltag

Wichtig ist, dass ich immer den gleichen Rhythmus einhalte. Jede Veränderung schafft Unsicherheit, jede Unsicherheit macht meinen Vater nervös.

Zwischen acht und neun Uhr gehe ich zu ihm rein. Ich öffne das Rollo ein kleines bisschen und bekomme mein erstes Geschenk: ein Lächeln. An seinem Gesichtsausdruck kann ich sofort ablesen, ob er einen guten oder schlechten Tag hat. Papa braucht viel Zärtlichkeit und Zuneigung. Als Erstes gibt er mir zur Begrüßung die Hand und sagt: »Guten Morgen.« Das wird von mir genauso erwidert. Dieses Begrüßungsritual ist tief verankert. Wenn man jemanden trifft, gibt man ihm eben die Hand. Er ist nicht mehr in der Lage zu reflektieren, dass man das in dieser Situation eigentlich nicht machen würde.

Sein Tag beginnt dann mit Streicheleinheiten. Ich berühre sein Gesicht und nehme seine Hand, frage ihn, ob er gut geschlafen und etwas Schönes geträumt hat. Darauf bekomme ich meist als Antwort nur ein unverständliches Grummeln, was mir egal ist, weil ich weiß, dass morgens nicht seine Zeit ist und ich ihm diese Fragen vor allem deshalb stelle, um ihm ein Gefühl von Normalität zu geben.

Circa eine Stunde später bringe ich ihm sein Frühstück, in der Zwischenzeit schläft er weiter oder kuschelt sich gemütlich ein. Er braucht sehr viel Schlaf, weil für ihn alles viel anstrengender ist als für uns gesunde Menschen. Wenn er ein Glas nehmen will, muss er erst überlegen, was ein Glas ist und was man damit machen kann. Dann hebt er es hoch und fragt sich, was er weiter tun soll. Trinken oder das Glas wieder absetzen? Gesunde Menschen trinken, ohne sich eine Sekunde bewusst darüber Gedanken zu machen. Für ihn ist der Vorgang des Trinkens ein Kraftakt. Diesen Unterschied darf man nie vergessen. Man darf nicht ungeduldig werden, wenn die Dinge für den Kranken nicht wie von selbst laufen.

Papa frühstückt auf einem Tablett im Bett. Brot, besonders gern mag er Toastis, eine große Schüssel Obstsalat mit Naturjoghurt, in die ich zwei- oder dreimal in der Woche einige Nüsse gebe, weil die gut fürs Gehirn sind. Ebenfalls mehrmals in der Woche presse ich ihm einen frischen Orangensaft. Dazu gibt es noch eine Banane, einen Apfel sowie Saft und Milchkaffee. Er frühstückt allein. Das Öffnen der Banane ist seine erste Tagesübung, was eine gewisse Fingerfertigkeit voraussetzt. Das nehmen wir Gesunden nicht wahr. Doch wer es nicht glaubt, sollte einfach die Hände tauschen und die Banane mit der Hand zu schälen versuchen, in der er sie für gewöhnlich hält. Oder sich mal die Zähne mit links (beziehungsweise als Linkshänder: mit rechts) putzen. Oder stellen Sie sich mal beim Kämmen auf ein Bein. Unbewusst machen wir alles immer gleich, weil nichts und niemand unsere Routine infrage stellt. Das ist bei dem Alzheimerpatienten, der ja nur noch mit seinen verbliebenen Karten spielen kann, deutlich anders.

Generell achten wir auf eine gesunde Ernährung, die wichtig für das Wohlbefinden ist. Es ist zwar nicht erwiesen, dass das richtige oder falsche Essen irgendeinen Einfluss auf den Krankheitsverlauf nimmt, aber ich denke, dass eine gesunde Ernährung für jeden Menschen förderlich ist. Mein Vater würde sich auch selbst nicht anders ernähren. Mindestens zweimal in der Woche gibt es Fisch. Wir verzichten weitestgehend auf Schweinefleisch, essen stattdessen Pute, Rind oder Kalb. Papa isst gern Nudeln. Nur Spaghetti gibt es nicht mehr. Die kann er mittlerweile nicht mehr aufrollen, und es tut nicht not, ihn zu verunsichern und zu beschämen, da es genügend Alternativen gibt, die genauso gut schmecken.

Sein Essverhalten hat sich allmählich verändert. Früher mochte er keine Pilze, heute isst er sie gern. Vermutlich hat er vergessen, dass er sie nicht mag. Lustigerweise gibt es Tage, an denen er die Pilze skeptisch aussortiert und an den Tellerrand legt. Zum Schluss isst er sie aber trotzdem. Reis und Chinesisch war auch noch nie seine Sache. Einmal habe ich für mich etwas Chinesisches gekocht und für ihn Nudeln. Während des Essens sah er immer wieder zu mir herüber, bis ich ihn gefragt habe, ob er mal probieren wolle. Es hat ihm geschmeckt! Scheinbar ist sein Geschmack heute spontaner, er kann sich besser auf kulinarische Experimente einlassen, ist weniger an seine Geschmackserinnerungen gebunden.

Unangefochten an der Spitze seines Gaumenglücks stehen aber immer Süßigkeiten. Darum stelle ich ihm jeden Tag eine kleine Schale hin. Mein Vater hat sich diese Leckereien ein Leben lang verkniffen, weil er fit für den Fußball sein wollte. Ich möchte, dass er diese unnötige Einschränkung jetzt nicht mehr hat. Klar hat er ein bisschen zugenommen, aber das hält sich absolut noch im Rahmen.

Auch beim Essen muss man auf klare Formulierungen achten. Je sicherer und klarer man im Umgang mit ihm ist, umso sicherer und klarer ist auch mein Vater. Zu fragen, ob er ein Plätzchen oder ein Stück Schokolade will, bringt nichts. Wie bei Kindern sind Entweder-oder-Entscheidungen für meinen Vater absolut unmöglich, sie verunsichern ihn. Besser man hält ihm ein Plätzchen hin und fragt: »Willst du das?« Nachdem er geantwortet hat, zeigt man ihm das Stück Schokolade und stellt noch einmal dieselbe Frage. Sollte er sich nicht entscheiden können, bekommt er eben beides. Meistens weiß er allerdings sehr genau, worauf er Lust hat. Und beides zu bekommen, ist sowieso perfekt.

Nach dem Frühstück ziehen wir uns aus, gehen zur Toilette und duschen. Papa braucht ganz klare Ansagen. Nicht: »Bitte steh jetzt auf und zieh dich aus.« Sondern: »Aufstehen, ausziehen.« Anfangs hatte ich große Schwierigkeiten, meinem Vater zu befehlen. Er war immer die Autorität, ich habe zu ihm aufgeschaut. Eltern bleiben Eltern, egal, ob man noch ein Kind oder selbst schon erwachsen ist. Nun bin ich ihm gegenüber in der Mutterrolle, wodurch sich mein Respekt ihm gegenüber natürlich nicht vermindert hat.

Ich glaube, dass gerade dieser Punkt für Menschen, die ihren Partner pflegen, noch schwerer ist. Doch in den Momenten, in denen es einem das Herz bricht, muss man sich vor Augen führen, dass man aus Liebe handelt. Der Kranke braucht die klaren Ansagen, um sich zurechtzufinden.

Wenn er sich nicht ausziehen will, sage ich: »Papa, wenn du dich jetzt nicht ausziehst, spielst du nicht, dann bleibst du auf der Ersatzbank. Die anderen laufen sich schon warm. Hemd aus, Hose aus.« So schnell kann man gar nicht gucken, wie er dann die Klamotten runter hat.

Fußball gibt ihm sehr viel Sicherheit. Diese Liebe und Leidenschaft ist so tief in ihm verankert, dass er sie vermutlich als Letztes vergisst. Ich gehe davon aus, dass er sich an Fußball noch erinnern wird, wenn er mich und den Rest der Welt schon vergessen hat.

Duschen kann er allein. Ich leite ihn dabei nur an. Haare waschen, einschäumen, Füße waschen. Wenn er aus der Dusche steigt, dreht er mir sofort den Rücken zu, weil er es genießt, mit dem Handtuch feste abgeschubbelt zu werden.

Das Anziehen kann an manchen Tagen problematisch sein. Aber auch hier helfen dann meine Fußballtricks. Wenn der Socken einmal nicht der Socken sein soll, sage ich eben: Zieh mal die Stutzen an. Er trägt sowieso grundsätzlich Kniestrümpfe, da er es früher gehasst hat, wenn die Hose hochrutschte und man das Bein sehen konnte. Egal, wie gut oder schlecht es ihm an einem Tag geht, er klappt immer das Bündchen oben um wie bei einem Stutzen.

Es gibt nicht für alle Situationen wirksame Lösungen. Wichtig ist eben, dass man sich immer in die Perspektive des Kranken einfühlt. Möchte man beispielsweise, dass die kranke Mutter ihr Nachthemd gegen ein Straßenkleid wechselt, sollte man nie zu ihr sagen: »Willst du etwa so draußen rumlaufen?« Das würde ihr das Gefühl vermitteln, man traue ihr nicht mehr zu, dass sie sich eigenständig um ihr Aussehen kümmert. Was ja auch der Fall ist. Aber man muss es ihr nicht unter die Nase reiben. Besser ist es, wenn man sie bittet, ihr Lieblingskleid anzuziehen, in dem sie immer so hübsch aussieht. Sie bekommt das Gefühl, der pflegenden Person einen Gefallen zu tun, sie erhält Wertschätzung und Anerkennung.

Zähneputzen geht noch sehr gut. Die Zahnpasta muss ich ihm draufmachen. Vor eineinhalb Jahren war das noch kein Problem. Dennoch lasse ich es ihn hin und wieder auch selbst versuchen, weil ich seine Fähigkeiten ja auch falsch einge-schätzt haben könnte. Auch beim Rasierschaum bekommt er mittlerweile Hilfe. Wir hatten schon Tage, da wollte er sich mit dem Rasierschaum die Zähne putzen und mit der Brille käm-men. Als Betreuer braucht man vor allem eins: Geduld. Nichts macht der Kranke extra, er handelt, so gut er kann. Aber sein Bestes ist nicht mehr das, was wir von ihm gewohnt sind. Es hilft, wenn man versucht, die Situation mit Humor zu nehmen. Einmal weigerte sich mein Vater, sich die Zähne zu putzen. Er behauptete felsenfest, dass er es schon erledigt habe. Auf mei-ne Feststellung, dass die Zahnbürste trocken sei, erwiderte er todernst: »Ich hab mich doch vorhin geföhnt. Dabei muss ich sie getrocknet haben.«

Diese Augenblicke, in denen wir herzhaft gemeinsam la-chen, sind wunderschön. Auch wenn er die Situationen selbst vergessen wird, bleibt uns doch das Gefühl der Verbundenheit und Nähe.

Als Letztes kommt sein ganz persönlicher Check-up. Papa schaut intensiv in den Spiegel und prüft, ob alles perfekt ist. Ihm war sein Äußeres immer wichtig. Heute sind die jungen Spieler alle schick und legen Wert auf ihren Stil. Zu Papas ak-tiven Zeiten interessierte sich die Masse nicht wirklich für den Look der Profis – er war da definitiv ein Vorreiter.

Die vergangenen zwanzig Jahre hatte Papa die Haare im-mer kurz nach hinten gegelt. Darum frisiere ich sie ihm auch heute noch so. Tante Karin sagt oft zu mir, ich solle das Gel rauslassen und seine schönen Locken zur Geltung kommen lassen. Aber mein Vater fand seine Locken scheinbar nicht so schön, sonst hätte er sie wohl kaum abgeschnitten und mit Gel gebändigt.

Nach der Morgentoilette gehen wir spazieren. Schuhe anziehen kann dauern. Früher war ich mal sehr pünktlich. Heute weiß ich nie, wann genau ich vor Ort sein werde. Es kann fünf Minuten oder 30 Minuten dauern, bis die Schuhe endlich an den Füßen sind. Auch hier hilft Fußball. »Papa, Schuhe an, sonst fährt der Bus ohne dich.« Das funktioniert zu achtzig Prozent. Wenn er auf Fußball nicht reagiert, ist die Sache aussichtslos. Da könnte ich mich auf den Kopf stellen und mit dem Po Fliegen fangen. Nichts kann ihn dazu bringen, die Schuhe auch nur anzusehen. Aber dann gehen wir eben einen Tag mal nicht vor die Tür.

Das Wetter kann uns ebenfalls einen Strich durch die Rechnung machen. Der Mann, der früher bei Wind und Wetter auf dem Platz stand, ist bei Regen heute nicht mehr aus dem Haus zu bewegen. Wenn es unterwegs anfängt, ist Stunk angesagt. Einmal war er mit Tante Karin unterwegs, als es plötzlich zu regnen begann. Tante Karin packte einen Regenschirm aus und wollte ihn sich mit ihrem Bruder teilen. Das Ende vom Lied war, dass Papa motzig mit dem Schirm zu Hause ankam und Tante Karin klitschnass hinterher. Sobald auch nur ein Tropfen seine Brille berührt, ist der Ofen aus.

Unsere Runde dauert 40 bis 70 Minuten. Auf dem Weg kommen wir an einer Eisdiele oder am Hof Wessels vorbei, wo es Kuchen gibt. Papa steuert klar an, worauf er Lust hat. Es gibt Tage, an denen er alle zwei Minuten stehen bleibt und nicht weiterwill. Dann laufe ich ein Stück vor und sage: »Wenn der Trainer sieht, dass du dich von einer Frau abhängen lässt, sitzt du am Samstag auf der Bank.« Dann flitzt er an mir vorbei, bis er unser kurzes Intermezzo wieder vergessen hat, und das Spiel beginnt von vorn. Auch die Eisdiele und der Kuchenhof sind gute Anhaltspunkte, um ihn zum Weiterlaufen zu bewegen. Süßes als Belohnung kennt er noch von früher. Selbst wenn es im Heim jemanden gäbe, der jeden Tag mit ihm spazieren ginge, wüsste er nicht, welche Tricks bei meinem Vater funktionieren. Einen Menschen gut zu kennen, macht die Betreuung eben leichter.

Zu Hause schauen wir zusammen fern. Generell ist nichts dagegen einzuwenden, dass Alzheimerkranke fernsehen. Papa hat daran Spaß und sitzt nicht unbeteiligt davor. Sicherlich kann er den Inhalten nicht mehr so folgen wie früher. Aber gerade beim Fußball nimmt er noch die Spielzüge sehr klar wahr. Außerdem guckt er gern Tiersendungen. Wir üben dann die Namen der gezeigten Tiere. Das ist wieder so eine Kleinigkeit, mit der man unbemerkt das Gedächtnis aktivieren kann. Man muss aber aufpassen, da es durchaus Kranke gibt, die den schnellen Bildwechseln und dem Gesprochenen nicht mehr folgen können. Die Differenzierung zwischen Fernsehgerät und Raum löst sich auf. Das kann schwerwiegende Folgen haben. Manche Alzheimer-Patienten nehmen an, dass die gezeigten Personen sich bei ihnen im Zimmer aufhalten. Wenn nun beispielsweise bei einem Krimi ein Mord geschieht, kann das ein schockierendes Erlebnis für den Erkrankten sein.

Um so etwas auszuschließen, muss man sich unbedingt die Zeit nehmen und die Sendungen gemeinsam ansehen.

Noch formuliert mein Vater sehr klar, wenn er müde ist. Nicht unbedingt mit Worten, aber seine Gesten sind aufschlussreich. Wenn wir zu Hause sind und er nicht runterkommen möchte, gehe ich regelmäßig zu ihm nach oben und frage, ob alles okay ist und er etwas braucht. Da bin ich inzwischen viel entspannter. Früher hatte ich immer ein Ohr auf der Treppe, um jeden Atemzug mitzubekommen. Jetzt lebe ich ganz normal weiter. Entweder sitze ich unten und mache etwas für mich, oder ich lege oben die Wäsche zusammen. Was man halt so macht, wenn man zu Hause ist.

Manchmal lege ich mich zu ihm und wir schauen bei ihm im Zimmer zusammen fern. Warum auch immer – er guckt sehr gern »Rote Rosen«. Während ich bei ihm liege, schlafe ich ab und zu auch ein. Wenn ich wach werde, streichelt er meinen Arm und versichert mir: »Ich hab aufgepasst.« Das ist ganz süß.

Hunger hat er allerdings immer. Auch wenn er das Bedürfnis nicht aktiv formuliert. Meine Aufgabe ist es, ihn in diesem Punkt zu regulieren und zu erkennen, ob er wirklich Hunger hat. Es kommt vor, dass er während des Essens innehält, Messer und Gabel zur Seite legt und interessiert durch die Gegend guckt. Meistens ist er dann von etwas abgelenkt und vergisst, dass er isst. Ich erinnere ihn, und wenn er noch hungrig, isst er weiter. Sonst lässt er das Essen stehen.

Unser soziales Leben teilt sich wie bei den meisten Menschen in zwei große Bereiche. Entweder bekommen wir Besuch, oder wir gehen aus.

Als ich noch allein war, konnte ich wahlweise zu meinen Freundinnen fahren, mich in einem Café verabreden oder Besuch empfangen. Jetzt bekommen wir eben abends oft Besuch, oder meine Freundinnen kommen auf einen Kaffee vorbei. Manchmal passt jemand auf Papa auf und ich gehe allein essen. Diese Dinge muss man lediglich organisieren. Ich bin ja wegen meinem Vater nicht angekettet oder sozial isoliert.

Am einfachsten für mich ist es natürlich, wenn ich Besuch bekomme, da mein Vater dann einfach in sein Zimmer gehen kann, sobald er keine Lust mehr auf Gesellschaft hat. Er ist ein bisschen zurückhaltender geworden, nimmt an Besuchsrunden grundsätzlich aber teil, er ist neugierig und hat offensichtlich seinen Spaß. Er lacht und strahlt. Wüsste man nicht, dass er krank ist, könnte man annehmen, er sei einfach ein ruhiger Zeitgenosse.

Rudi Assauer hat immer gern etwas getrunken. Das ist wirklich kein Geheimnis. Während er noch die Medikamente nahm, durfte er gar keinen Alkohol zu sich nehmen, um Wechselwirkungen zu vermeiden. Inzwischen erlaubt ihm Dr. Spittler, ab und zu ein oder zwei Gläser Bier beziehungsweise Wein zu trinken. Nur betrinken darf er sich auf gar keinen Fall und keinen Schnaps zu sich nehmen. Von einem Schnaps hat er ja auch nichts. Den kippt er runter und kann sich augenblicklich nicht mehr daran erinnern. Das Bier, das er unbeschadet trinken kann, ist ein abendfüllender Prozess, der ihm Freude macht und mit dem Ritual des Flaschenöffnens, des Eingießens und des Trinkens verbunden ist. Man kann ganz herrlich daran hängen bleiben.

Bei meinem Vater war der Alkoholkonsum im Vorfeld ein Thema. Da er aktuell das Medikament Seroquel nimmt, ist es ganz wichtig, dass er das Trinken kontrolliert handhabt. Papa benötigt diese Tabletten, weil durch sie seine Unruhe und Halluzinationen unterdrückt werden können. Der Alkohol ist aber eine Droge, die genau diese Zustände auslösen kann. Die Kernerkrankung unter Alkohol ist das Delirium. Der berühmte Satz, »der sieht weiße Mäuse« kommt nicht von ungefähr. Die typische Alkoholpsychose ist neben der Unruhe dadurch gekennzeichnet, dass der Betroffene kleine, bewegliche Phänomene sieht. In den meisten Fällen sind es eben kleine Tiere. Jemand, der so lange und so extrem unter hiermit vergleichbaren Symptomen gelitten hat wie mein Vater, sollte sie nun nicht künstlich herbeiführen. Dr. Spittler sagt, dass wir in absoluten Ausnahmefällen einen Schnaps erlauben könnten, aber selbst darauf verzichten wir. Und mein Vater fordert ja auch keinen

Schnaps, weswegen es gar keine Veranlassung für mich gibt, ihm einen anzubieten.

Lustig ist, wenn wir Besuch haben und ich ihm heimlich ein alkoholfreies Bier unterjubeln will. Das schmeckt er sofort und tauscht mit einem anderen das Glas. Das trinkt er dann so schnell aus, dass ich gar nichts mehr machen kann. Man kann ihn auch nicht veräppeln und ihm erst ein normales Bier geben und dann ein alkoholfreies. Dann guckt er böse und fragt, ob ich meine, dass er blöd im Kopf sei. In diesen Momenten muss ich lachen, und es kommt mir für den Augenblick alles ganz normal vor. Mein Vater erkennt auch die unterschiedlichen Flaschen. Unsere alkoholhaltigen Flaschen sind grün, die anderen braun. Manchmal, wenn ich mit einer braunen Flasche reinkomme, sagt er: »Ne, ich will eine grüne.«

Wie gesagt bemühen wir uns, alles so normal wie möglich zu machen. Wenn wir essen gehen, bekommt er eine Karte. Anfangs las er das Angebot laut vor. Heute gehe ich jedes Gericht mit ihm durch und frage einzeln: »Das?« Ab und zu finde ich auf diesem Weg heraus, was er essen möchte. An manchen Tagen bekomme ich keine eindeutige Reaktion, dann bestelle ich ihm etwas, von dem ich weiß, dass er es gern isst. Mit Nudeln und Fisch bin ich bei ihm auf der sicheren Seite.

Man ist immer hellwach, wenn man mit meinem Vater in der Öffentlichkeit ist. Weitblick und Mitdenken sind existenziell. Außerdem darf einem nichts peinlich sein. Er vertauscht gern die Gläser oder Teller. Es kann auch passieren, dass er mit der Hand das Stück Kuchen einer anderen Person nimmt und sagt: »Das ist jetzt meins.« Dabei ist es ihm vollkommen egal, wer mit am Tisch sitzt.

Oder man sitzt in geselliger Runde zusammen und er steht auf einmal auf, weil er meint, wir müssten gehen. Es ist in diesen Situationen meist kein logischer Grund für sein Verhalten erkennbar. Fragt man ihn, was denn los sei, antwortet er: »Ach, ich dachte, wir gehen.« Oder: »Haben die nicht gesagt, wir gehen?«

Doch diese kleinen Zwischenfälle wären noch lange kein Grund, ihn zu Hause zu lassen. Man sieht ihm trotz allem an, dass er glücklich ist, mal wieder vor die Tür zu kommen.

Fußball oder Papas gesamter Lebensinhalt

Die tiefste Liebe und Leidenschaft von Rudi Assauer ist und bleibt der Fußball, weswegen seine absolut schönste Freizeitbeschäftigung nach wie vor der Besuch im Fußballstadion ist. Ich weiß gar nicht, ob er noch Schalke-Fan ist. Ich vermute, dass bei ihm hauptsächlich zählt, dass der Ball rollt. Das ist ja auch beim Fußballgucken im Fernsehen so. Es ist ihm absolut egal, welche Mannschaft, welche Liga, ob es eine Frauen- oder Herrenmannschaft ist. Beim Zuschauen wirkt er oft, als träume er und sei mit seinen Gedanken weit weg. Doch dann äußert er eine ganz klare Aussage. Ein bisschen, als hätte jemand kurz einen An-/Ausknopf gedrückt. »Was ist das für eine Aktion, das bringt doch nichts.« Oder: »In den Rücken spielen haben wir früher nicht gemacht.« Oder einfach nur: »Abseits.« Und man kann sich in diesen Situationen dann sicher sein, dass es tatsächlich Abseits war. Wenn er einen Kommentar zu einem Spielzug abgibt, ist der immer hundertprozentig korrekt.

Die WM ist natürlich für ihn der Bringer. Da läuft der Fernseher von morgens bis abends. Ich bin froh, dass er 2014 dieses tolle Highlight hatte und noch einmal erleben durfte, dass Deutschland Weltmeister wurde.

Wenn man meinen Vater früher fragte, welche Hobbys er habe, guckte er fast entsetzt und antwortete: »Außer Fußball?«

Sein Hobby war sein Beruf, sein Beruf sein Leben, sein Leben der Fußball.

Außer an den wenigen Tagen, an denen seine Verfassung wirklich zu schlecht ist, gehen wir ins Stadion. Seitdem er bei mir wohnt, haben wir maximal drei Spiele verpasst. Nachdem er 2009 seine Loge abgegeben hat, sitzen wir im Block 3, Reihe 9, Platz 5 und 6. Unser Besuchsritual hat sich seit den ersten Tagen fast nicht verändert. Wenn er richtig gut drauf ist, fahren wir schon früh hin. Wir gehen über den Eingang West 1 zur Arena. Das wissen seine Fans und warten dort schon auf uns. Manche möchten ihn nur kurz sehen und grüßen, andere möchten ein Foto. Wer fragt und eine Zustimmung von meinem Vater erhält, darf eins machen.

Die erste nicht einschätzbare Situation müssen wir am Eingang zum VIP-Bereich bewältigen, an der LaOla-Bar. Papa lässt sich das Bändchen nur von Frauen ums Handgelenk binden, die er attraktiv und aus irgendeinem Grund angenehm findet. Ist es die falsche Frau, verweigert er seinen Arm, und ich muss ihm das Bändchen anlegen. Manchmal ist er aber auch so grantig, dass er es einfach in die Hosentasche steckt. Anfangs war mir dieses Verhalten den Hostessen gegenüber etwas unangenehm. Mittlerweile stehe ich darüber. Auch darum ist es gut, dass jeder über die Krankheit meines Vaters informiert ist.

Nach der Bändchen-Prozedur isst er schon mal eine Currywurst oder eine Bratwurst vorm Spiel. In der Regel kommen wir jedoch rechtzeitig zu Spielbeginn. Beim »Steigerlied«, der Stadionhymne von Schalke 04, steht er immer noch stramm, wenn auch nicht mehr ganz so stramm wie früher.

Kürzlich hatten wir zu Hause eine lustige Situation. Ich wuselte oben in der Wohnung herum, und Papa war in seinem Zimmer. Als ich einen Blick zu ihm hinein warf, stand er stramm, Hacken zusammen, Hände an der Naht, und sang die deutsche Nationalhymne mit. Er muss sich aus dem Bett geschält haben, als ihm klar wurde, dass sie gespielt wird, und sich in gewohnter Manier positioniert haben. Das finde ich schon eine Leistung, wenn man bedenkt, dass die Hymne gerade mal eine Minute und 12 Sekunden dauert. Aber das sind eben diese Dinge, die wirklich tief in ihm verwurzelt sind.

Seine Körperspannung hat beim Fußballgucken insgesamt abgenommen. Früher saß er im Stadion angespannt da, die Ellenbogen auf den Oberschenkeln, den Kopf in seinen Handflächen abgestützt. Jetzt setzt er sich, rückt noch einmal seine Kleidung ordentlich zurecht und lehnt sich bequem an. Wenn bei »Steht auf, wenn ihr Schalker seid« alle aufstehen, motzt er rum, dass er nichts sehen kann. Oder er bewegt sich hin und her und versucht, einen Blick aufs Spielfeld zu erhaschen.

In der Halbzeit stehen wir immer am selben Platz in der Nähe des Blocks, wo wir unsere Plätze haben. Wir gehen nicht durch die ganze LaOla-Bar, weil uns dort zu viele Leute ansprechen oder ein Foto wollen. Wir wären die ganze Halbzeit beschäftigt. Die Leute wissen, wo mein Vater steht, und wer ihn wirklich sehen will, kann zu uns kommen.

In der Halbzeit darf er ein oder auch mal zwei Bier trinken. Es ist immer lustig, wenn wir auf unseren Plätzen sitzen und jemand läuft mit einem Bier in der Hand an uns vorbei. Dann sagt Papa jedes Mal: »Das ist meins.« Auch hier erkennt man den Rückwärtstrend ins Kindesalter. Diese »Meins-Phase« ist inzwischen stark ausgeprägt.

Wenn er nach dem Spiel noch bleiben will, bleiben wir. Die Entscheidung ist, wie das meiste in unserem Leben, sehr tagesformabhängig.

Kürzlich waren wir auf dem Rückweg vom Stadion, und ich wollte an der Ampel nach rechts in Richtung zuhause abbiegen. Da zeigte er geradeaus und sagte: »Dahin, wo es so lecker ist.« In dieser Richtung liegt das Restaurant Vitali von seinem Freund Sergio, wo wir oft und gern essen gehen. Dort gab es dann Nudeln mit Fisch und als Nachtisch Erdbeeren. Man sah ihm an, wie glücklich er war.

Ein gutes Beispiel dafür, wie stark durch die Krankheit sein wahrer Kern zutage tritt, ist unser Besuch des Spiels am 22. März 2014 gegen Braunschweig (Endstand 3-1). Beim ersten Schalker Tor stand mein Vater auf und applaudierte. Ich saß völlig entgeistert daneben und schaute zu ihm auf. Früher hieß es immer: »Ein Rudolf Assauer steht nicht auf.« Selbstver-ständlich erkannte er auch damals die Leistung der Spieler an. Doch sein hartes Machoimage hätte dem nicht entsprochen. Es hört sich vielleicht sarkastisch an, aber die Krankheit verleiht ihm auch ein Stück weit Freiheit. Es erlaubt ihm, Gefühle zu zeigen, die er sich früher verboten hat.

Pro Halbzeit rauchen wir ungefähr eine Zigarre. Die Ban-derole fummelt er allein ab. Das hat er richtig gut drauf, es gelingt ihm, ohne dabei die Zigarre zu verletzen. Wieder eine motorische Übung, die ich in den Alltag einfließen lassen kann. Im Stadion gebe ich ihm Feuer, weil ich vermeiden möchte, dass er es nicht auf Anhieb schafft und irgendein Witzbold auf die Idee kommt, ihn dabei zu fotografieren. Er hält die Zigarre noch genauso wie früher. Dramatisch wird es jedes Mal in der Halbzeit, wenn Papa seine Zigarre mit in die LaOla-Bar neh-men will. An ihm ist die Zeit des Rauchverbots vorbeigegan-gen. Dieses Gesetz wurde erst Anfang 2008 erlassen, zu einem Zeitpunkt also, zu dem mein Vater sich schon in die Vergan-genheit verabschiedet hatte. Das geht sicherlich auch anderen Erkrankten so: Man diskutiert an jedem Ort, an dem früher einmal geraucht werden durfte. Hier hilft wieder einmal nur Geduld. Ich führe mir vor Augen, dass er es einfach nicht bes-ser weiß. Es ist so, als würde man von uns einen Kenntnisstand abrufen, den wir uns erst in der Zukunft aneignen werden. Ich vermute, mein Vater lebt mit seinem Wissen aus den 1960er-Jahren. Für ihn ist 2014 wie für uns 2054. Es fällt mir oft nicht leicht, die Ruhe zu bewahren und zum tausendsten Mal zu sagen: »Papa, man darf in Restaurants nicht mehr rauchen.« Wie so oft muss ich mir sagen, dass ich in solchen Momenten nicht auf meine eigene Verfassung achten darf. Es ist einzig wichtig, dass er sich wohl und sicher fühlt. Und durch das Bewusstsein, dass es ihm tatsächlich gut geht, fühle dann auch ich mich wieder wohl.

Bei der Diskussion geht es jedoch im Stadion nicht nur um das Rauchverbot. Es tritt noch ein weiteres Symptom zutage: sein Misstrauen. Es beunruhigt ihn, die Zigarre unbeaufsichtigt draußen zu lassen. Ich muss ihm stets versichern, dass niemand sie ihm wegnehmen wird oder daran zieht. Am schönsten ist es für ihn, wenn in der Halbzeit jemand auf den Stumpen aufpasst.

Zu Hause raucht er natürlich nach wie vor gern. Eine typische Handbewegung zum Mund deutet an, dass er eine Zigarre will. Obwohl er in den meisten Lebenssituationen eher passiv ist, ist sein Rauchbedürfnis noch verhältnismäßig aktiv. Doch auch hier bemerke ich ein Nachlassen. Auffällig oft gibt es Phasen, in denen er kein Verlangen mehr zeigt. Dann frage ich ihn, ob er eine schmoken will. Ich bemerke, wie es ihm wieder einfällt und er Spaß hat. Wobei er generell auf jede Frage erst einmal mit »Nein« antwortet. Vergleichbar mit der Trotzphase von kleinen Kindern. Ich sehe ihm allerdings an, ob er auch wirklich »Nein« meint.

Mein Vater darf nur noch unter Beaufsichtigung rauchen, weil er sich irgendwann angewöhnt hat, die Zigarren in die Hosentasche zu stecken oder unter einem Sofakissen zu horten. Ich vermute, dass diese Marotte ein Überbleibsel aus der

Nachkriegszeit ist. Meine Oma hat ebenfalls alles noch halb-
wegs Brauchbare irgendwo versteckt.

Eine unberechtigte Angst von mir im Zusammenhang mit
dem Rauchen hat ihn fast ein Stück weit unselbstständig gemacht. Ich wollte nicht mehr, dass er ein Feuerzeug benutzt,
weil ich befürchtet habe, dass er sich oder das ganze Haus
ansteckt. Ich habe ihm die Zigarre also grundsätzlich ange-
zündet. Es dauerte eine Weile, bis ich festgestellt habe, dass
ich ihm eine Fähigkeit nehme und ebenso unnötig ein Stück
Unabhängigkeit. Darum schloss ich mit mir selbst einen Kompromiss. Ich gebe ihm das Feuerzeug, und er macht die Zigarre
selbst an. Danach gibt er es mir zurück und ich tue so, als
würde ich es aufräumen, nicht verstecken. Mit dieser Lösung
ist uns beiden geholfen. Das Problem ist ja, dass der Kranke
keine Kompromissvorschläge mehr einbringen kann. Er läuft
Gefahr, unselbstständig zu werden. Auch wenn wir Betreuer
nur die besten Absichten verfolgen, empfindet es noch lange
nicht das Gegenüber so. Unsere Aufgabe ist, uns in das Denken
des anderen hineinzuversetzen. Was hätte Papa gewollt, wenn
er noch gesund wäre? Sich selbst Feuer geben? Wie geht das,
ohne dass ich mir Sorgen mache und ihn nicht gefährde? Ich
bleibe dabei und lasse es so normal wie möglich wirken.

Gehen wir einmal in die Zeit zurück, in der er noch ausschließlich die Fußballlegende war. Damals guckte ihn jeder
an, wenn er irgendwo war. Gerade an Orten, an denen man
ihn nicht erwartet hätte. Es ist ja lustig, dass manche Leute der
Ansicht sind, dass Prominente gar kein normales Leben führen,
sondern ausschließlich auf großartigen Veranstaltungen herum-
springen oder ihrem privaten Luxus-Schnick-Schnack frönen.
Papa war immer ein bodenständiger Typ und hatte keinerlei
Statusdünkel. Wenn er jetzt reinkommt, schauen die Leute ihn
immer noch an. Insoweit hat sich das Verhalten der Menschen

ihm gegenüber vordergründig also nicht geändert. Es ist jedoch unmöglich zu erkennen, ob sie sich wundern, dass Rudi Assauer da ist, zumal der kranke Rudi Assauer. Scheinbar hat sein Coming-out dauerhaft seiner Anerkennung und seinem Stellenwert in der Gesellschaft keinen Abbruch getan – die Leute lassen sich höflicherweise nichts anmerken. Ich bin sogar davon überzeugt, dass er mit Bewunderung betrachtet wird, weil er ein Mann ist, der konsequent seinen Weg gegangen ist. Immer gegen den Strom und immer seinen Überzeugungen nach. Es gibt sicherlich auch ein paar Leute, die ihn bedauern. Aber ich bleibe dabei. Mein Papa ist ein Vorbild und ich bin stolz auf ihn.

Mobilität als Grundstein für soziales Leben

Um ihm die Teilnahme am sozialen Leben weitestgehend zu ermöglichen, lege ich großen Wert auf seine Mobilität und Selbstständigkeit. Deshalb trainieren wir zusammen. Am wichtigsten ist die Beweglichkeit seiner Hände. Sollte er die verlieren und nicht mehr allein essen können, wird es schwieriger, mit ihm auswärts zu speisen. Ich möchte ihn nur sehr ungern irgendwann in der Öffentlichkeit füttern. Wir müssten immer befürchten, dass er fotografiert wird und sich irgendwer über ihn lustig macht.

Er isst am liebsten mit den Händen. Das ist bei uns strikt verboten. Schon lange leidet er unter so etwas Ähnlichem wie Krämpfen in der rechten Hand. Wir haben keine Erklärung dafür, warum das so ist. Es scheint ein verfestigter Tick. Denn betrachtet man alte Bilder meines Vaters, sieht man, dass er seine rechte Hand immer so hält wie jetzt. Es gibt bettlägerige Patienten, die ihre Hände verkrampfen, weil ihre Muskeln durch zu wenig Bewegung verkümmern, aber damit haben wir es in seinem Fall wohl sicherlich nicht zu tun.

Es wirkt, als habe er das Gefühl, etwas in der Hand zu halten. Er will mir oft etwas geben. Bevor wir beispielsweise die Zähne putzen, bitte ich ihn, mir den Gegenstand aus seiner Hand zu geben. Diese Bewegung, wie er sie dann öffnet, werde ich meinen Lebtag nicht vergessen. Der Handrücken ist oben, die Finger verkrampft nach unten zu einer Faust geballt. Ganz langsam schiebt er den Arm nach vorn und legt behutsam das Nichts in meine Hand. Ich muss dann sehr ernst reagieren und mitspielen. Ich nehme es entgegen und sage ihm, dass ich es gut aufbewahre. Das heißt, dass ich meine Hand keineswegs einfach öffnen und mit dem, was ich eigentlich tun wollte, fortfahren darf. Nein, ich lege das Nichts irgendwo behutsam ab. Dabei darf man sich nicht lächerlich vorkommen, weil man ihn damit lächerlich machen würde. Für ihn ist dieses Nichts die absolute Realität. Wenn ich dies missachten würde, wäre er verunsichert und würde nicht nur das Vertrauen in mich, sondern in sich selbst verlieren.

Wir üben, indem ich ihm sage, er solle die rechte Hand mit der linken festhalten. Oder wir pressen unsere Hände gegeneinander. Dabei foppe ich ihn, das kennt er als unseren persönlichen Umgangston ja noch von früher, und sage: »Du hast ja nix mehr in den Mauken.« Das reizt ihn dazu, mit voller Kraft dagegenzuhalten. Es ist erstaunlich, wie kräftig er noch ist. Ich versuche ihm verständlich zu machen, dass die Hand beweglich bleiben muss, damit er mit Messer und Gabel essen kann. Letztlich kann ich mir den Mund aber fusselig reden, wenn sein Gehirn meine Worte nicht umsetzen kann. Es versetzt mir einen Stich ins Herz. Diese Momente tun weh und schlagen ein wie der Blitz. Plötzlich sitzt man kurz da und möchte verzweifeln, etwas kaputt machen oder einfach nur laut schreien. Man muss sich sehr zusammenreißen, um ihm die eigene Anstrengung in dem Moment nicht zu zeigen. Er kann nichts dafür, niemand kann etwas dafür. Aber die Frage nach dem Warum bleibt natürlich trotzdem bestehen.

Ein gutes Training, das ihm Spaß macht, ist das Abrollen von Lakritzschnecken. Die hat er immer schon geliebt, und wenn er sie auseinandergerollt hat, bekommt er sofort eine Belohnung. Das ist klasse.

Wie schon erwähnt hatte Rudi Assauer nicht viele enge Freunde. Die Personen, die ihm wirklich nah und vertraut waren, waren alle sehr unterschiedlich. Doch eins hatten sie alle gemeinsam: Er konnte ihnen hundertprozentig vertrauen. Mein Vater war stets loyal, und das erwartete er auch von den Menschen, denen er selbst seine persönlichen Gefühle anvertraute. Das war ganz wichtig in seiner Position als Manager. Manche schweren Entscheidungen und Enttäuschungen musste er mit anderen Menschen teilen, und er war darauf angewiesen, dass sie die Neuigkeiten für sich behielten.

Sein allerbester Freund war Prof. Franz Böhmert, der ehemalige Präsident von Werder Bremen. Böhmert war ein väterlicher Freund, mit dem er alles teilen konnte. Auch seine privaten Angelegenheiten, was mein Vater so gut wie nie tat. Leider verstarb Böhmert 2004. Er erlebte Papas schlimmste Zeit nicht mehr mit. Es wäre für meinen Vater sicherlich hilfreich gewesen, wenn er sich Böhmert noch hätte anvertrauen können.

Sein bester Fußballfreund ist Huub Stevens. Schon bei ihrer gemeinsamen Schalke-Zeit waren sie unzertrennlich. In Huub sieht mein Vater sein Fußballgegenstück. Mit ihm ist er auf einer Augenhöhe, einer Linie. Das ist ein bisschen, als hätte er die große Liebe seines Lebens gefunden, nur dass es hier eine Fußball- und keine romantische Liebe ist. Beide sind schon beinahe fanatisch. Von Beginn an redeten sie stundenlang über dieses eine Thema. Huub nannte meinen Vater als einziger »Männi«, abgeleitet von seinem Job als Manager. Bei allen anderen hatte er den Spitznamen »Assi« oder Chef. Huub war im Gegenzug der »Knurrige«.

Auch über ihre Zusammenarbeit hinaus besteht diese enge Freundschaft. Huub meldet sich regelmäßig. Er ruft an und erkundigt sich nach Papa. Wenn er fit ist, gebe ich ihm den Hörer. Generell telefoniert er gern. Da er nur in den seltensten Fällen die Stimme erkennt, zeige ich ihm zur Unterstützung ein Foto des Anrufers. Auch das erfordert viel Geduld auf beiden Seiten der Leitung, da Papa manchmal nur zuhören möchte oder darauf lauscht, was am anderen Ende passiert.

Papa hat ja schon seit November 2011 kein eigenes Telefon mehr, weil er andauernd versehentlich irgendwelche Leute anrief. Wir haben versucht, ihm die unnötigen Nummern zu löschen und nur für den Notfall noch unsere drinzulassen. Aber das hatte zur Folge, dass er einen manchmal mitten in der Nacht anrief, weil er nicht wirklich mehr verstand, wozu so ein Handy eigentlich dient.

Neben den Anrufen kommen Mails mit Fotos, mit denen Huub seinem Freund zeigen will, wie es ihm geht und was er macht. Wir schicken Huub ebenfalls Fotos. Wenn Huub im Fernsehen ist, sagt Papa sofort: »Guck mal, da isser.« Oder er fragt: »Was macht er denn jetzt?« Ich antworte: »Er ist jetzt in Stuttgart.« Und Papa: »Ach Gott, was will er denn da?« Ohne eine visuelle Erinnerung würde er sich nicht nach seinem Wohlbefinden erkundigen. Doch sobald er ihn sieht, weiß er ganz genau, wen er vor sich hat. Als Huub im Dezember 2012 auf Schalke entlassen wurde, erzählte ich meinem Vater morgens davon. Wider seiner Natur kletterte mein Vater sofort freiwillig aus dem Bett und meinte: »Das geht nicht. Da fahren wir jetzt hin und klären das.«

Ich bin gespannt, wie es für Papa wird, jetzt wo Huub sich aus dem Fußballgeschäft zurückgezogen hat und demnach nicht mehr so regelmäßig im Fernsehen zu sehen ist. Ich versuche, die Erinnerung durch Geschichten und Fotos wachzuhalten, und hoffe, dass es mir gelingt. Nicht zuletzt sorgt Huub mit regelmäßigen Besuchen selbst dafür nicht in Vergessenheit zu geraten.

Viele können aus Angst und Unsicherheit nicht mit Papa umgehen. Ehemalige Spieler befürchten, dass er sie nicht erkennt, oder es bricht ihnen das Herz, ihn so zu sehen. Sie würden ihn lieber gesund in Erinnerung behalten, kommen mit seiner veränderten Persönlichkeit nicht klar.

Berührungsängste sind unnötig. Er fühlt sich am wohlsten, wenn er ganz normal behandelt wird. Doch man merkt deutlich die Verlegenheit der Menschen. Wenn jemandem ein Arm fehlt, kann man seine Einschränkungen einschätzen – oder man bildet sich das zumindest ein. Bei Demenz ist es unmöglich zu wissen, wozu das Hirn des Kranken noch in der Lage ist oder nicht. Ich denke, dass dieser Respekt vor Alzheimer darauf basiert, dass sie bei uns eine Urangst auslöst: Hilflosigkeit. Sie verändert unser Wesen und zerstört das Organ, das uns zu einem Individuum macht, unser Gehirn.

Es ist nachvollziehbar, dass eine solche Verunsicherung entsteht, und gleichzeitig ist es die vollkommen falsche Herangehensweise. Versetzen wir uns in die Lage eines Erkrankten, so möchten wir doch sicherlich ein gleichwertiger Teil der Gesellschaft sein. Generell gilt für mich die Faustregel: Behandle jeden Menschen so, wie du selbst behandelt werden möchtest. Egal, ob man sich in einer Situation unsicher fühlt oder nicht. Dabei ist mir ein Fakt ganz wichtig. Mein Vater ist kein Zootier. Daher soll ihn niemand einfach fotografieren, filmen oder anfassen. Jeder Mensch verdient Respekt. Unabhängig davon, ob er gesund oder krank ist.

Wie am Beispiel von Huub Stevens beschrieben, nimmt mein Vater die Menschen, die er kennt, visuell wahr. Meistens kann er ihnen keine Namen mehr zuordnen. Der Verlust dieser Fähigkeit war ein frühes Anzeichen seiner Erkrankung. In seinem Gesicht kann man sofort lesen, ob er jemanden mag oder nicht. Gerald Asamoah war acht Jahre Spieler bei Schalke, während Rudis Zeit als Manager. Sie hatten ein gutes und enges Verhältnis. Gerald äußerte im Oktober 2013 den Wunsch, den »Manager« zu sehen, sagte jedoch sofort, dass er große Angst habe, nicht erkannt zu werden, und nicht wisse, wie er damit umgehen solle. Ich war mir sicher, dass Papa ihn erkennen würde. Da ich vermeiden wollte, dass Gerald enttäuscht würde, falls ich mich irren sollte, griff ich zu einem Trick. Ich zeigte meinem Vater eine Autogrammkarte von Gerald und beobachtete seine Reaktion. Augenblicklich blitzte in seinen Augen Freude auf – er strahlte über das ganze Gesicht. Daraufhin trafen wir uns mit Gerald im Restaurant Vitali. Papa hatte einen verdammt guten Tag und rief ihn sogar bei seinem Spitznamen: »Blondie«.

Auch wenn Namen in den meisten Fällen problematisch sind, gibt es tolle Tage, an denen ich ihn beispielsweise frage: »Weißt du noch, wer Didi Ferner ist?« Dann guckt er mich entgeistert an und antwortet: »Sicher weiß ich, wer Didi Ferner ist. Ich bin doch nicht bekloppt.«

Zum Glück behandeln viele Leute ihn wie immer. An alle anderen Freunde und Wegbegleiter appelliere ich, über ihren Schatten zu springen und sich zu melden, wenn sie meinen Vater treffen möchten. Ich bin überzeugt, dass sie alle positiv überrascht sein werden, wie gut es ihm geht.

Der Geburtstag – Sieben Jahrzehnte voller Ereignisse

Ein Tag, der seit der Erkrankung meines Vaters immer besonders wichtig für uns war, ist sein Geburtstag. Am 30. April

2014 wurde er siebzig. Ich möchte behaupten, dass die Gala an diesem Abend eines der schönsten Ereignisse seines Lebens war.

Mein Vater wollte nie älter werden, weswegen er seine Geburtstage nicht gern feierte. Unser erster Gedanke war, im kleinen Kreis zu Hause einzuladen. Ab 12 Uhr sollte kommen, wer Lust dazu hätte. Es sollte Currywurst und Bier geben, wir wollten kein großes Aufheben machen.

Doch drei Dinge änderten unsere Meinung.

Erstens: Der Entertainer Peter Grimberg, ein Bekannter unserer Familie, sprach uns im Dezember 2013 an, dass immer mehr Besucher seiner Show fragten, wie Rudi Assauer seinen 70. Geburtstag feiern werde. Er schlug vor, für ihn eine Show zu machen. Mein Vater sah sich die Shows, in denen Grimberg die Musik von Peter Alexander, Caterina Valente und Heinz Erhardt präsentiert, immer gern an und tanzte dazu.

Zweitens: Im Januar 2013 gründeten wir die »Rudi Assauer Initiative Demenz und Gesellschaft«. Die Feier würde als Charity-Event dienen, um Gelder für die Initiative zu sammeln. Diese Idee entspricht Papas Grundeinstellung. Er war immer wohltätig, engagierte sich sozial und unterstützte gemeinnützige Projekte wie beispielsweise »Herzenswünsche Münster e. V.« und UNESCO. Wir beschlossen, den gesamten Erlös in die Initiative fließen zu lassen.

Drittens: Wir dachten, dass dies sein letzter, großer Auftritt sein könnte, sein letzter Event. Eine so große Gesellschaft zum 75. Geburtstag scheint heute unwahrscheinlich. Noch war abschätzbar, dass er fit genug sein würde, um Spaß zu haben. Alles wurde unter der Prämisse organisiert, dass Papa ausgerechnet an seinem Ehrentag schlecht drauf sein könnte und schlimmstenfalls nicht teilnehmen würde. Mit sehr viel Pech wäre es lediglich eine Feier zu seinen Ehren geworden.

Drei gute Gründe sprachen also für die Feier, und doch blieben Sabine und ich skeptisch. Uns verunsicherte die Angst, dass wieder bloß gefragt würde, wie man dem armen Mann so etwas antun könnte. Ein Foto ohne breites Lächeln wäre sofort wieder Grund genug, uns vorzuwerfen, wir zerrten ihn gegen seinen Willen in die Öffentlichkeit. Allen Sorgen zum Trotz entschieden wir uns schließlich für die Gala.

Der Abend und vor allem Papas Strahlen waren der Beweis, dass diese Entscheidung richtig war. Wie zu seinen besten Zeiten feierte er bis morgens um 6 Uhr. Die Veranstaltung war eine Zeitreise durch sein Fußballleben. Gefeiert wurde ganz bewusst in der Maschinenhalle auf der Zeche Ewald in Herten. Hier fuhr mein Vater nach seiner Ausbildung als Stahlbauschlosser ein halbes Jahr lang ein. Außerdem wuchs er in Herten auf und legte im Alter von acht Jahren 1952 bei der Spielvereinigung Herten den Grundstein seiner Fußballkarriere. Und zu guter Letzt lebte er nun wieder in Herten. Wir legten also räumlich eine Klammer um sein Leben.

Papa weiß nicht, wie alt er ist. Dafür fehlen ihm inzwischen zu viele Jahre. Welches Jahr, geschweige denn welcher Tag gerade ist, das kann er schon lange nicht mehr sagen. Er sieht, dass die Sonne scheint, aber ob es Herbst oder Sommer ist, ob es die Abendsonne oder ein Sonnenaufgang ist, kann er nicht mehr unterscheiden.

Er bekommt jedoch ganz klar mit, wenn es um ihn geht. Das merke ich, wenn wir ihn im Fernsehen oder auf einem Bild sehen. Dann sagt er: »Das ist doch der.« Ich erkläre ihm, dass er auch sagen könnte: »Das bin doch ich.« Oft nickt er dann und antwortet: »Ja, das bin ich.« Ich habe ihm extra oben im Fluraufgang Bilder von sich aufgehängt, sodass er sie von seinem Bett aus sehen kann.

Vor der Feier erzählte ich ihm immer wieder davon, sodass sich das bevorstehende Ereignis in ihm verankern konnte. Zum Glück wurden wir zu Hause schnell fertig und kamen fast pünktlich um acht Uhr vor der Zeche an. Erst einmal wollte er zwar nicht aussteigen, weil ein fremder Mann seine Tür öffnete. Aber nachdem ich um den Wagen herumgeeilt war und ihm versichert hatte, dass alles okay sei, ließ er sich doch bequemen. Da die Schalke-Fans Papa ebenfalls ehren wollten, begrüßten ihn die Fahnenschwenker mitsamt Trompeten-Willi. Viele andere Fans hatten sich vor der Tür versammelt und feierten ihn dort. Veltins hatte extra auch noch einen Bierwagen bereitgestellt.

Unter den Gästen waren insbesondere Menschen, die Papa auf seinem Fußballweg begleitet haben. Die Mannschaft aus Oldenburg, wo er von 1990 bis 1993 Manager war, kam fast vollständig, und auch aus seinen Stationen in Dortmund und Gelsenkirchen reisten viele an. Mein Vater erkannte alle, begrüßte sie herzlich. Nach dem offiziellen Teil und dem speziell zusammengestellten Rudi-Assauer-Menü – Reibekuchen mit Lachs, Kalbsmedaillons mit Spargel und Nachtisch mit Früchten – ließ Papa es mit seinen alten Freunden krachen. Mit Mike Büskens, Andy Müller, Gerald Asamoah, Olaf Thon, Rene Eijkelkamp, Marc Wilmots, Johan de Kock und Martin Max sang er alte Vereinslieder. Wie in seinen besten Zeiten schnappte er sich das Mikrofon und grölte »Steht auf, wenn ihr Schalker seid.«

Die Entstehung des Schlachtrufs wird übrigens meinem Vater und den damaligen Fans zugeschrieben. 1997 feierten sie damit den UEFA-Pokal-Sieg. Vielleicht ist es deswegen noch so tief in ihm verankert. Schön war auch, dass er an dem Abend sogar ein kleines bisschen geflirtet hat. Natürlich ganz unschuldig und zurückhaltend. Aber er hat schon das ein oder andere Tänzchen mit einer hübschen Frau gewagt. Jedes Mal wenn ich an die Veranstaltung denke, bekomme ich eine Gänsehaut, weil mein Vater einen so schönen Abend hatte. Wenn irgendjemand, der ihn bei der Party gesehen hat, behauptet, es ginge ihm nicht gut, dann verstehe ich wirklich die Welt nicht mehr. Ein guter Freund sagte danach zu mir: »Diese Veranstaltung war ihm würdig.«

TEIL 3

Im Hier und Jetzt

Jeden Tag darf ich erleben, dass sich unser gemeinsamer Kampf gegen die Krankheit bezahlt macht. Es hat sich gelohnt, die schlimmen Zeiten gemeinsam durchzustehen, weil Papa seinen Frieden gefunden hat. Das würde ich jedem mit dieser Krankheit wünschen, dass er seinen Frieden findet und zur Ruhe kommt. Es ist nur im Nachhinein schade, dass er sich ein Leben lang Sorgen gemacht hat, an Alzheimer zu erkranken, ohne dabei zu ahnen, dass er trotzdem noch einmal so zufrieden sein würde.

Es gibt viele Leute, die mich bewundern und loben, weil ich diese Belastung aushalte. Ich bin sehr schlecht darin, Komplimente anzunehmen. Aber in diesem Fall finde ich vor allem, dass mir diese Ehre nicht allein gebührt. Ich kann nur so gut sein, wie mein Vater es zulässt. Wenn er nicht so stark wäre, wären wir heute nicht an diesem Punkt. Er hat von Anfang an gesagt, dass er die Krankheit besiegen würde. Papa und ich sind beide Kämpfer. Zudem sind wir ein echt gutes Team. Vielleicht, weil wir uns so ähnlich sind. Wir sehen die Welt positiv und machen aus jeder Situation das Beste. Außerdem versuchen wir, jeden Tag so gut es geht zu genießen. An den Tagen, an denen er so wunderbar gut drauf ist, denke ich, dass ich mir alles aufschreiben sollte, was wir gegessen und was wir unternommen haben, um es später wiederholen zu können. Aber leider würde das nichts bringen. Papa hat ganz einfach gute und schlechte Tage.

Papa ist seit vielen Monaten stabil. Die guten Tage sind in der Überzahl. Dr. Spittler und ich würden uns sogar trauen, das aktuelle Präparat Seroquel allmählich zu reduzieren. Natürlich müsste ich dann wieder äußerst aufmerksam sein, um schon bei dem kleinsten Hinweis darauf, dass seine Stimmung umschlägt, eingreifen zu können. Aber wir sind sehr guter Dinge, dass er mit einer geringeren Dosierung glücklich sein könnte.

Ich habe mir zwar immer schon meine kleinen Freiheiten genommen. Doch jetzt soll es noch ein bisschen weiter gehen. Wie oft habe ich in den vergangen drei Jahren dagesessen und gedacht: Welcher Wochentag ist heute? Ist Sonntag? Ist es wirklich Sonntag? Der Wochentag und die Uhrzeit spielen für mich schon lange keine Rolle mehr. Da ich sowieso nicht ohne Weiteres zum Einkaufen aus dem Haus gehen kann, ist es mir egal, ob die Geschäfte geschlossen haben. Papa und ich leben in unserer eigenen Welt. Manchmal komme ich mir vor wie in einer Filmkulisse, in der Supermärkte, Blumenläden und Kioske nur Attrappen sind und sich das Leben nur im Haus der Protagonisten abspielt. Ab und an kommt jemand vorbei und verschwindet dann wieder hinter den Stellwänden.

Ich möchte allmählich wieder ein Zeitgefühl entwickeln und unabhängig davon, ob jemand auf Papa aufpasst oder nicht, wenigstens ganz kurz etwas unternehmen können. Die Oma einer Freundin von mir hätte wohl gesagt: »Nun wird sie langsam kess.« Seit kurzer Zeit traue ich mich nämlich, morgens um acht, wenn er noch tief und fest schläft, zum Supermarkt zu fahren. Ich rase durch die Gänge und bin um 8.15 Uhr wieder zurück. Oder ich gehe mal schnell um die Ecke zur Post oder zum Bäcker. Beim Bäcker brauche ich zwei Minuten, weil die Verkäuferinnen mich kennen und wissen, was ich brauche. Sie legen es mir hin, und fünf Minuten später bin ich wieder zu Hause. Er bekommt es nicht mit.

Schon durch diese kleinen Unabhängigkeiten fühle ich mich so viel befreiter. Anfangs habe ich das Loslassen eingeübt, indem ich einfach nur fünf Minuten vor der Haustür gestanden habe. Dann bin ich wieder hineingegangen und habe geguckt, was er in dieser Zeit gemacht hat. Er lag dann immer ganz ruhig schlummernd in seinem Bett. Man wird eben mutiger mit der Zeit, und entspannter.

Ich kann auch mit ihm gemeinsam einkaufen gehen, was meist aber sehr zeitaufwendig ist und ihm keinen Spaß macht. Andererseits möchte ich ihn auf keinen Fall im Auto sitzen lassen. Das mache ich nur ganz selten mal, wenn ich Getränke hole, weil er mich da durch die große Glasfassade sehen kann und ich ihm zuwinke. Das findet er okay, weil er den Laden und die Leute dort kennt.

Es berührt mich natürlich trotzdem, jeden Tag dabei zuzusehen, wie mein Vater sich mehr und mehr verliert. Zu beobachten, wie seine Fähigkeiten wegfallen. Papa war immer so selbstbestimmt. Die Krankheit zwingt ihn dazu, sein Leben in meine und andere Hände zu legen. Oft fällt es mir schwer zu begreifen, dass er wirklich krank ist. Es gibt Augenblicke, in denen alles ganz normal ist. Rudi Assauer war ja immer ein echter Gentleman, und das ist er auch heute noch. Papa bedankt sich für alles, manchmal hundertmal am Tag. Ich sage ihm immer, dass er das nicht muss und ich alles gern für ihn mache. Aber es ist ihm scheinbar ein Bedürfnis.

Er hält mir die Tür auf und hilft mir in die Jacke. Das sind so rührende Situationen, wo wir für einen ganz kurzen Moment wieder die Rollen tauschen und ich seine Hilfe bekomme. Das ist unendlich kostbar. Am liebsten möchte ich, dass dann die Zeit stehen bleibt. Ich weiß nicht, wie lange er solche Dinge noch kann. Darum muss ich diese Lichtblicke in mein Gedächtnis einbrennen. Unser Leben ist immer wieder für den

Augenblick schön, uns bleibt der Moment. Und das ist vermutlich viel mehr, als manche Gesunde von sich behaupten können.

Die schwierigste Zeit wartet allerdings noch auf uns. Ein langes Abschiednehmen hat begonnen. Ich weiß, dass ich machtlos bin und nichts tun kann, um den Prozess aufzuhalten. Ich verabschiede mich täglich ein Stück mehr von der Welt, die mir und ihm bekannt ist. Wenn ich ihn abends ins Bett bringe, weiß ich nie, wie der nächste Tag wird. Er kann nachts einen Schub bekommen, und am nächsten Morgen funktioniert dann etwas Wesentliches nicht mehr.

Meine schlimmste Vorstellung ist, dass Papa mich nicht mehr erkennt und mich fragt: »Was wollen Sie denn hier? Wo ist die andere?« Vermutlich würde ich in dieser Situation erst einmal nach unten gehen, schreien, draußen eine Runde laufen. Ich hoffe, dass das nie passiert. Sein Kind bin ich schon lange nicht mehr. Maximal die ersten zwei Jahre unseres Zusammenlebens war er sich dieser Tatsache noch bewusst. Wenn ich mal zu ihm sage: »Ich bin dein Kind«, dann erwidert er: »Quatsch.« Also frage ich: »Wer bin ich denn?« Seine Antwort: »Meine, ja meine.« Mittlerweile bin ich eher Lebenspartnerin oder Mutter. Manchmal habe ich das Gefühl, ich bin für ihn alles in Personalunion. Diese Rolle habe ich langsam akzeptiert, ich kann ganz gut damit leben. Mir ist vor allem wichtig, dass er mich erkennt und weiß, dass ich seine Bezugsperson bin, egal, wie er mich anspricht.

Manchmal gehe ich nach oben und frage: »Sind Sie Rudolf Assauer?«

»Das muss ich mal überlegen.«

»Also haben Sie dieses Stück Kuchen nicht bestellt?«

»Ach doch, der bin ich.«

Das sagt er dann aber nur, weil er den Kuchen will.

Es ist so unfassbar traurig, dass er vergessen hat, wer er ist. Ein Mann, der so viel Großes in seinem Leben geleistet hat. Das soll nicht heißen, dass es bei Menschen, die nicht eine derartige Erfolgsgeschichte zu verzeichnen haben, nicht genauso traurig wäre. Ich möchte einfach nur wissen, was wirklich noch da ist, an welche Dinge aus seinem unglaublichen Leben er sich noch erinnert.

Müsste ich schätzen, würde ich behaupten, dass Papa momentan ein junger Mann ist. Sein Leben spielt sich in der Erinnerung zwischen 1944 bis maximal 1966 ab. Es gibt allerdings Ausnahmen, Details, die nicht in diese Zeitspanne hineinpassen und an die er sich trotzdem noch erinnert. Manche Erlebnisse sind so fest eingebrannt, dass er sie ständig wieder vorholt. Lächelnd nenne ich es »Rudi Assauers Leben in sieben Sätzen«.

Prägnant für ihn war der Pfostenbruch 1971 in Mönchengladbach. Papa spielte bei Bremen, und in der 88. Minute, beim Stand von 1:1, bricht das Holztor, ein neues muss beschafft werden.

In seiner Zeit beim BVB von 1964 bis 1970 bricht er sich während eines Spiels in der Saison 1964/1965 den Kiefer. Mit großen Schmerzen liegt er im Krankenhaus und wird später noch von seiner Mutter und Schwester zu Hause gepflegt. Wenn er sich daran erinnert, hält er sich den Unterkiefer und sagt: »Das hat wehgetan.«

Aber nicht nur seine aktive Fußballzeit ist hängen geblieben. Häufig fragt er, ob die Verträge schon raus seien, sie müssten heute noch zum DFB. Er erinnert sich nicht mehr daran, dass die Aufgaben des DFB seid 2001 vom DFL übernommen worden sind.

Wahrscheinlich werden auch diese Geschichten eines Tages verschwinden, oder er wird zumindest nicht mehr darüber sprechen können. Wir bewegen uns immer zwischen 95 und

100 Prozent der bestmöglichen Gestaltung des Tages. Wenn morgen der Tag kommt, an dem nichts mehr geht, kann ich immer sagen: »Wir haben alles gemacht, wie er es wollte. Papa war glücklich und zufrieden.«

TEIL 4

Ein Ausblick

Bei all diesen Gedanken, die meinen Vater betreffen, denke ich gelegentlich auch an mich selbst und meine eigene gesundheitliche Situation. Natürlich beschäftigt mich die Frage, ob ich ebenfalls an Alzheimer erkranken werde. Man hört oft, dass die Krankheit ansteckend oder vererbbar sei. Ansteckend ist Alzheimer definitiv nicht, das ist wirklich Quatsch. Und die Annahme, dass die Krankheit vererbbar sei, ist für die Demenzform Alzheimer ebenfalls nicht ganz richtig. Es gibt Demenzen, die vererbbar sind. Bei Alzheimer-Erkrankungen liegt jedoch nur in weniger als zwei Prozent aller Fälle eine dominante Vererbung vor, in deren Folge die Mutation (Chromosomen 1, 14 oder 21) eines einzigen Gens für die Entstehung der Krankheit ausreicht. Statistisch bestünde dann die Möglichkeit, dass die Hälfte der Nachkommen erkrankt.

Trotzdem besteht ein erhöhtes Risiko, wenn mehrere Familienmitglieder bereits erkrankt sind. Das bedeutet aber nicht, dass zwangsläufig jeder mit einer familiären Vorgeschichte erkrankt. Meine Tante Karin ist Rudis Zwillingsschwester, und sie ist vollkommen gesund, obwohl ihre beiden Brüder und noch weitere Familienmitglieder erkrankt sind. Man kann im Nervenwasser, das mittels einer Punktion entnommen wird, Eiweiße bestimmen, die auf eine Alzheimer-Erkrankung hinweisen. Andere Demenzen können so nicht nachgewiesen werden. Ich bin immer wieder unsicher, ob ich mich testen lassen soll oder nicht. Vermutlich werde ich irgendwann eine Münze werfen, um zu einem Schluss zu kommen.

Medizinisch betrachtet wäre es äußerst ungewöhnlich, sich in meinem Alter schon testen zu lassen, da ich vollkommen frei von Symptomen bin. Dr. Spittler hält eine routinemäßige Untersuchung für unsinnig, da das alleinige Vorhandensein der Proteine im Nervenwasser nicht bedeutet, dass die Krankheit auch tatsächlich ausbricht. Man würde deshalb nach einer solchen Diagnose auch noch keine Medikamente geben. Ganz davon abgesehen, dass man den späteren Ausbruch sowieso nicht verhindern könnte.

Was würde mir eine medizinisch belegte, höhere Erkrankungswahrscheinlichkeit bringen? Vermutlich würde ich nicht mehr so unbekümmert weiterleben können wie bisher. Die Meinungen sind in diesem Bereich generell geteilt. Manche Angehörige möchten ganz entschieden nicht mit dem Gedanken leben, das etwas passieren *könnte*. Andere sind wie ich unentschlossen, ob sie die Untersuchung nicht doch durchführen lassen sollen. Wieder andere sind komplett gegen den Test. Einige Ärzte unterstützen eine möglichst frühe Untersuchung des Nervenwassers, andere sagen, dass Ausgeglichenheit das Wichtigste im Leben sei. Ich denke, dass jeder für sich selbst entscheiden muss. Mir helfen auch in diesem Punkt wieder Sabine sowie meine Familie und meine Freunde. Ich bin mir sicher, dass sie mich bei den ersten Anzeichen ansprechen würden. Darum wäre mein Rat nun auch, dass Angehörige, die sich verunsichert fühlen, jemanden ins Vertrauen ziehen und darum bitten sollten, dass man ihnen mit erhöhter Aufmerksamkeit begegnet.

Selbstverständlich gibt es auch Gründe, die dafür sprechen, dass ich mich testen lasse. Ich bin meinem Vater selbst in dem Punkt noch ähnlich, dass ich auf keinen Fall in ein Heim möchte, auch wenn es schöne und gute Institutionen gibt. Ich will mir ein Stück Selbstbestimmtheit bewahren können. Ich sehe ja bei Papa, wie gut ihm die individuell abgestimmte Pflege tut, die wir ihm zukommen lassen. Ich bin mir absolut sicher, dass er in einer Einrichtung nicht zurechtkommen würde. Vielleicht fällt es mir auch deshalb so leicht, mich um ihn zu kümmern, weil ich mir dieselbe Art der Pflege wünschen würde. Ich habe keine Kinder oder sonst jemanden, der sich privat um mich kümmern könnte, wenn ich aber frühzeitig von der Krankheit erfahren würde, könnte ich eine entsprechende Vorsorge treffen.

Alzheimer ist nicht heilbar. Diese Frage quält mich, seitdem die Krankheit meine Familie begleitet: Wieso ist bislang noch kein Heilmittel gefunden worden? Obwohl jährlich mehrere Millionen Euro in die Forschung investiert werden, konnten bisher weder die Entstehung von Alzheimer noch ein wirksames Präparat gefunden werden. Das Gehirn ist ein äußerst komplexes Organ, das uns großartige Möglichkeiten schenkt, solange es gesund ist. Doch ebenso schwerwiegend ist sein Verlust, und die Erkrankung dieses Körperteils ist schwer zu analysieren.

Dr. Spittler hat mir die Krux der Forschung in seiner wunderbar verständlichen Art erklärt. Erstens muss, damit die Krankheit überhaupt ausbrechen kann, grundsätzlich eine Veranlagung bestehen. Es ist, als würde man ein Los ziehen: Entweder hält man eine Niete oder einen Gewinn in der Hand. Von außen sehen alle Lose gleich aus – erst die Buchstabenkombination im Inneren birgt die Antwort. Manche Leute tragen in der Hosentasche ein Los mit sich herum, auf dem die Alzheimer-Buchstabenkombination aufgedruckt ist. Das Los muss jedoch nie geöffnet werden, und daher bleiben diese Leute gesund.

Zweitens müssen unzählige Faktoren zusammenkommen, um die Krankheit ausbrechen zu lassen. Bei rund 115 Formen der Demenz wäre es ein vollkommen utopisches Unterfangen, herausfinden zu wollen, um welche Faktoren genau es sich handelt. Leichter verständlich wird es anhand eines banalen Beispiels. Auf einer 20-minütigen Autofahrt, nehmen wir zur Veranschaulichung an, wir fahren von Duisburg nach Krefeld, kommt man mit unendlich vielen Faktoren in Berührung. Welche Autos fahren an einem vorbei? Wo steht die Ampel auf Rot? An welcher Straßenecke läuft eine Frau im gelben Mantel mit einem Kinderwagen vorbei? Ist der Kinderwagen blau oder schwarz? Ist das Baby ein Jahr oder einen Monat alt? Und so weiter und so weiter. Nun soll es der Medizin gelingen, einen einzelnen Faktor zu isolieren, der für den Ausbruch der Krankheit verantwortlich ist. Was wäre, wenn der Kinderwagen rot war? Wäre mein Vater dann noch gesund?

In den vergangenen Jahren gab es zahlreiche Rückschläge in der Medikamentenforschung, wobei die Ansätze durchaus vielversprechend sind. Erstes kurzfristiges Ziel ist die Entwicklung eines Wirkstoffs, der das Absterben der Nervenzellen und die damit verbundenen Symptome aufhält. Die Krankheit bricht geschätzte zehn bis 15 Jahre vor dem Auftreten der ersten Anzeichen aus. Bildgebende Verfahren haben schon bei Kindern erste Anzeichen von Demenz im Gehirn gezeigt. Ein langfristiges Ziel wäre daher die Entwicklung eines Impfstoffs, der Jugendlichen verabreicht werden könnte, um den Ausbruch der Krankheit zu verhindern.

Es ist schlimm genug, dass es diese Krankheit überhaupt gibt. Ich hoffe, dass man irgendwann einen Wirkstoff entwickelt, der die Heilung ermöglicht. Sollte das nicht möglich sein, dann wäre es wichtig, das Leben mit der Krankheit humaner zu gestalten und bestimmte Dinge aufrechtzuerhalten – beispielsweise den Schluckreflex. Für Papa ist es zu spät, und für viele andere auch. Aber für die nachkommenden Generationen wünsche ich mir von ganzem Herzen, dass die Forschung in den nächsten Jahren zu guten Ergebnissen kommen wird.

Demenz ist an sich keine tödliche Krankheit. Zum Tod führen Begleiterkrankungen wie beispielsweise Herzinfarkte, Schlaganfälle oder Lungenentzündungen. Insbesondere die Gefahr einer Infektion ist erhöht. Weil der Erkrankte zum Ende hin nicht mehr weiß, wie er schlucken soll und sich dadurch oft verschluckt, verstärkt sich das Risiko, dass Lebensmittel in die Lunge gelangen. Viele Patienten werden zum Ende hin mit einer Spritze ernährt, und irgendwann ist eine künstliche Ernährung das letzte Mittel. Die Mimik ist eingeschränkt. Blase und Darm können nicht mehr kontrolliert werden. Unter Umständen treten Krampfanfälle auf. Die Patienten sind teilnahmslos und nehmen ihre Umgebung ebenso wie sich selbst kaum noch wahr. Gerade diese allerletzte Phase ist es, was die Krankheit so abscheulich macht.

Der Zustand meines Vaters wird sich verschlechtern. Das ist sowieso der normale Lauf des Lebens und bei einem kranken Menschen erst recht. Was wann verloren geht, kann niemand vorhersagen. Ich lasse mich davon nicht in Panik versetzen. Doch mir ist vollkommen klar, dass ich zunehmend unterstützend für meinen Vater tätig sein werde. So wie er verlernt hat, sich eigenständig die Zahnpasta auf die Zahnbürste zu machen, wird er es irgendwann verlernen, sich die Zähne zu putzen. Vielleicht kann er irgendwann nicht mehr allein aufstehen und laufen. Dann werde ich darüber nachdenken, das Haus umzurüsten. Im aktuellen Zustand brauchen wir jedoch keine Umbaumaßnahmen im Haus. Noch kann er physisch alles. Wenn ihm etwas nicht mehr gelingt, hat er die entsprechende

Bewegung lediglich vergessen. Doch ich bin mir sicher, dass er motorisch noch zu vielem in der Lage wäre.

Wie bereits erwähnt ist unser Haus über zwei Etagen gebaut und hat keine behindertengerechte Ausstattung. Sollte er irgendwann eine Einstieghilfe für die Badewanne, einen anderen Toilettensitz, ein Krankenbett oder Ähnliches benötigen, können wir diese Dinge bei der Krankenkasse beantragen. Sollte er ab einem bestimmten Zeitpunkt nicht mehr mobil sein, könnte ich ihm das Wohnzimmer umräumen, sodass er sein Bett dort unten stehen hat. Das würde jedoch das Problem nicht lösen, dass wir unten nur eine Gästetoilette haben und somit keine Dusche oder Badewanne. Vielleicht werde ich uns irgendwann einen Treppenlift einbauen lassen.

Die Veränderungen werden schleichend kommen, und ich werde mich den Bedingungen immer wieder anpassen müssen. Irgendwann werde ich die 24-Stunden-Pflege nicht mehr allein bewältigen können. Dann werde ich mir zur Unterstützung eine Pflegekraft ins Haus holen, das ist keine Frage. Ich möchte ihm alles so lange wie möglich erhalten. Am Ende seiner Biografie hat Papa noch einmal betont, wie viel Angst er davor hat, in ein Heim zu müssen. Ich möchte ihm das nach Möglichkeit bis zum Ende ersparen.

Kürzlich habe ich den Film »Vergiss mein nicht« von David Sieveking gesehen, in dem der Protagonist seine alzheimerkranke Mutter Gretel auf ihrer Reise in die Demenz begleitet. Wenn ich mir so etwas anschaue, muss ich schlucken, denn auch wenn jede Krankheit anders ist, erkenne ich in einem solchen Film mein eigenes Leben wieder. Eine Szene hat mich besonders berührt. Gretel macht mit ihrem Mann eine Reise nach Hamburg, sie besuchen Orte, an denen sie schon einmal gemeinsam gewesen sind. Man sieht ihr an, wie glücklich sie ist. Das letzte Bild dieser Reise ist eine strahlende, mobile Frau.

Dann wird der Bildschirm schwarz. Das nächste Bild zeigt dieselbe Frau. Jetzt ist sie bettlägerig. In diesem Augenblick zieht sich mir der Magen zusammen, und mir schießen die Tränen in die Augen. Ein halbes Jahr ist so kurz. Wie mag es Papa im nächsten Frühling gehen?

Ich weiß, dass er sterben wird. So wie es sich vermutlich auch jeder andere Mensch für seine Angehörigen wünscht, hoffe ich, dass er einfach einschläft und nicht mehr aufwacht. Letztlich will ich, dass er einen schnellen und vor allem menschlichen Abgang hat. Er soll auf keinen Fall dahinsiechen und nur noch liegen müssen wie meine Oma Frieda. Das ist eine von Papas größten Ängsten. An Schläuchen zu hängen und über keinerlei menschliche Kompetenzen mehr zu verfügen. Ich hoffe wirklich, dass mein Vater zu Hause sterben darf, weil ich weiß, dass er es so am schönsten fände. Wenn wir Glück haben, schaffe ich es, ihn bis zum Schluss so zu pflegen, dass er keine zusätzliche Krankheit wie eine Lungenentzündung bekommt.

Ich denke natürlich auch darüber nach, wie es wird, wenn er nicht mehr da ist. Es wird eine große Leere geben, ich werde in ein riesiges Loch fallen, weil plötzlich etwas fehlt. Von hundert auf null. Ich bin überzeugt davon, dass es leichter war, in die Pflege hineinzufinden, als es dann sein wird, alles wieder zurückzufahren. Als Papa zu mir gezogen ist, habe ich eine Aufgabe bekommen. Ich musste erst einmal loslegen und konnte mir keine Gedanken machen. Ich hätte mir, auch wenn ich mich im Grunde schon lange für die Pflege entschieden hatte, immer noch überlegen können, dass es mir doch zu viel ist. Jetzt kann ich es mir nicht mehr aussuchen. Ins kalte Wasser geworfen zu werden und losschwimmen zu müssen ist leichter, als wieder hinaus zu müssen in die kalte Realität.

Mein Tag wird nicht mehr über 24 Stunden mit der Betreuung meines Vaters gefüllt sein, sondern mit nichts. Ich stelle mir den Gedanken schrecklich vor, in sein Zimmer zu gehen und ihn nicht mehr dort anzutreffen. Seine Medikamente werden nicht mehr in der Küche stehen, seine Badutensilien nicht mehr auf der Ablage und seine Klamotten nicht mehr im Wäschekorb liegen. Was werde ich dann tun mit meiner Zeit?

Vor diesem Rätsel stehen alle Menschen, die einen Angehörigen pflegen. Das Schwierige ist, dass man nicht anfangen kann zu planen, da man nicht weiß, wann der Moment kommen wird. Ich kann mir nicht vorab schon einen Job suchen. Aber genau das werde ich irgendwann tun müssen. Ich bin jetzt 49 Jahre alt, eine Frau im besten Alter. Es ist ziemlich wahrscheinlich, dass ich noch einige Jahre arbeiten muss bis zur Rente. Doch je älter man wird, desto schwieriger wird es. Gerade wenn man einige Jahre nicht berufstätig war.

In solchen Momenten erinnere ich mich an einen Mann, den ich in einem Angehörigengespräch der Rudi-Assauer-Initiative getroffen habe. Er war nach dem Tod seiner Frau zunächst nicht in der Lage zu arbeiten, weil er ein gutes halbes Jahr brauchte, um in einen normalen Rhythmus hineinzufinden. Er brauchte Zeit für sich, um wieder zu Kräften zu kommen. Erst wenn eine Belastung nicht mehr da ist, spürt man, wie sehr sie einen eingenommen hat.

Ich bin davon überzeugt, dass man einige Vorkehrungen treffen kann. Beruflich vermutlich eher nicht, aber privat ganz gewiss. Schon während der Pflegephase ist es wichtig, dass man sein eigenes Leben nicht vollständig aufgibt. Man sollte versuchen, sich Hobbys zu bewahren. Das ist schwierig, ohne Frage. Doch man kann um Verständnis bitten. Ist man beispielsweise in einem Chor oder einem Malkurs, kann man den anderen Teilnehmern erklären, dass man während der Pflegezeit nicht so regelmäßig kommen kann wie davor und danach.

Eine solche Verabredung gibt einem Sicherheit, weil man weiß, dass man nicht allein sein wird.

Die Rudi-Assauer-Initiative liegt mir sehr am Herzen, und ich möchte mich noch in viele Demenz-Projekte einbringen. Ich möchte für andere Angehörige und Erkrankte da sein und den Wunsch meines Vaters, die Krankheit zu enttabuisieren, weitertragen. Für eine solche Aufgabe eigne ich mich insofern gut, als dass ich die Pflege jahrelang hautnah erlebt habe und weiß, was passieren kann und was wichtig ist.

Unser Leben ist trotz Alzheimer noch schön. Man muss der Krankheit den dunklen Mantel des Schreckens nehmen. Liebe und Fürsorge können helfen und den Verlauf der Erkrankung hinauszögern. Ich weiß, dass wir noch Glück gehabt haben, weil Papa so lieb und friedlich ist. Böse und aggressive Patienten verschlimmern und erschweren die Lage, machen es einem fast unmöglich, mit der Situation noch umzugehen. Die Betreuenden haben ohnehin keine ruhige Minute mehr, doch wenn zu den bestehenden Sorgen noch die Angst um das eigene Leben hinzukommt, wird es dramatisch. Immer wenn ich kurz davor bin zu verzweifeln, führe ich mir vor Augen, dass die Lage schlimm ist, dass es aber noch viel schrecklicher hätte kommen können.

Die Brocken hinwerfen? Nein, der Gedanke ist mir noch nicht gekommen. Vielleicht ändert sich das noch, aber daran glaube ich nicht. Sabine hat Angst, dass ich nicht an, sondern über meine Grenzen hinaus gehen könnte. Bevor das passiert, wird sie eingreifen. Ich bin Papas Netz, und unser doppelter Boden ist Sabine. Es ist ein schönes und beruhigendes Gefühl, jemanden zu haben, der auf mich aufpasst. Ich kann nur jedem Angehörigen raten, auf mindestens einen Menschen zu hören. Aus Liebe und Fürsorge überschätzt man sich schnell. Und es nutzt niemandem, wenn ich ein Wrack bin. Solange Papa lebt, will ich für ihn da sein, und danach dann wieder für mich. Ich werde immer an ihn denken und ihn niemals vergessen, aber eines Tages bin ich wieder Betty, nur Betty, und sonst nichts.

»Den Augen so fern, im Herzen immer nah.«

Bettina Michel

TEIL 5

Lebendiges Zusatzwissen

Neben all den Alltagssorgen und natürlich auch Freuden gibt es unzählige organisatorische Dinge, die man bedenken und erledigen muss. Einiges von dem, was ich im Folgenden aufzählen werde, betrifft mich und meinen Vater nicht. Durch meine zahlreichen Gespräche mit anderen Angehörigen weiß ich jedoch, dass vielen eben diese Fragen und Probleme auf der Seele brennen. Ich hoffe, anderen mit meinen eigenen Erfahrungen und den von mir gesammelten Informationen weiterhelfen zu können. Auch darum gibt es die Initiative, die Papas Namen trägt.

»RUDI ASSAUER INITIATIVE DEMENZ UND GESELLSCHAFT« – DAS FRÜHE ERBE MEINES VATERS

Viele sagen, mein Vater habe der Welt ein Vermächtnis hinterlassen. Nicht nur durch seine Erfolge im Fußball, sondern auch durch seine mutige Entscheidung, das Thema Alzheimer offen zu thematisieren. Ich bin dankbar, dass jemand die Idee meines Vaters aufgegriffen und in die breite Öffentlichkeit getragen hat.

Wilfried Jacobs, der ehemalige Präsident von Borussia Mönchengladbach (1. Oktober 1997 bis zum 8. September 1999) sowie der ehemalige AOK-Vorstands-Vorsitzende, hat sowohl eine Affinität zur Gesundheit als auch zum Sport, genauer gesagt: zum Fußball. Durch die Veröffentlichung der Biografie meines Vaters und des ZDF-Films kam er auf die Idee, eine Initiative zu gründen, die sich mit dem Thema Demenz und Gesellschaft beschäftigt. Er war beeindruckt davon, dass mein Vater als öffentliche Persönlichkeit sich nicht versteckt oder – wie andere Betroffene – für den Suizid entschieden hat. Wilfried Jacobs wollte die Nachricht von diesem mutigen Schritt verbreiten und der Krankheit so den Schrecken nehmen.

Demenz ist eine schwerwiegende Erkrankung, die man nicht schönreden sollte, das Bild des Dämon darf allmählich jedoch aus den Köpfen der Menschen verschwinden. Jacobs ist der Meinung, dass Alzheimer-Patienten unter den richtigen Rahmenbedingungen durchaus gut weiterleben können.

Worin diese richtigen Rahmenbedingungen bestehen, muss man basierend einerseits auf den Voraussetzungen des persönlichen Umfelds und andererseits auf der Schwere der Demenz genau analysieren. Wie bereits erwähnt gibt es Situationen, in denen die Aggressivität des Kranken die Pflege zu Hause unmöglich macht. Auch die gesellschaftlichen Voraussetzungen für eine private Unterbringung sind in Deutschland weiterhin ungünstig, und das, obwohl rund zwei Drittel der Patienten zu Hause gepflegt werden.

Bei der Idee zur Gründung der Initiative war die Krankheit meines Vaters schon weit fortgeschritten. Dennoch wurde er in die Gespräche mit einbezogen. Auch wenn er sich nicht immer aktiv einbringen konnte, wurde ohne Zweifel deutlich, dass die Initiative seinen Grundsätzen entspricht und seinen Wunsch verfolgt, die Krankheit zu enttabuisieren. Den Beteiligten war es sehr wichtig, den öffentlich wirksamen Namen meines Vaters verwenden zu dürfen. Da sich das Leben meines Vaters um den Fußball drehte, war dieser Zusammenhang auch für die

Initiative sehr wichtig – ganz abgesehen davon, dass der Sport bei der Prävention der Krankheit eine große Rolle spielt.

Nach einjähriger Gründungsphase hat die »Rudi Assauer Gemeinnützige Initiative Demenz und Gesellschaft (GID) GmbH« im Frühjahr 2013 ihre Arbeit aufgenommen. Im Beirat versammelt sind Vertreter aus der Medizin wie Dr. Spittler, Prof. Dr. Dr. Heinz-Gerhard Bull, Prof. Dr. Hans-Georg Nehen, Direktor der Klinik für Geriatrie im Elisabeth-Krankenhaus Essen, Prof. Dr. Georg V. Sabin, Ärztlicher Direktor des Elisabeth-Krankenhauses. Hinzu kommen unter anderem der Ex-Bundesminister Frank Müntefering, der Präsident der Deutschen Krebshilfe, Fritz Pleitgen, oder die Vorsitzende des Landesverbandes der Alzheimer Gesellschaft NRW, Regina Schmidt-Zadel.

Das Wissen dieser Fachleute verfolgt die Umsetzung folgender Ziele:

- Mithilfe bei der Enttabuisierung des Krankheitsbildes Demenz in der Öffentlichkeit
- Zielgruppenspezifische Informationsveranstaltungen zum Thema Demenz – besonders für Meinungsbildner
- Förderung der Forschung und Entwicklung neuer Projekte zur Verbesserung der Situation der Angehörigen von demenziell Erkrankten
- Verleihung von Awards an Institutionen, Einrichtungen und Einzelpersonen, die sich besonders in der Betreuung von Demenzpatienten und ihrer Angehörigen engagiert haben
- Unterstützung von Institutionen, Verbänden, Stiftungen oder auch Privatpersonen, die ihre Projekte auf den Veranstaltungen der Initiative vorstellen möchten

Wie funktioniert das in der Praxis? Die Initiative geht basisnah vor und spricht beispielsweise Kommunalpolitiker an, um konkrete Verbesserungen vor Ort zu schaffen. Meist sind es Kleinigkeiten, die den Betroffenen enorme Erleichterungen verschaffen. Was den Menschen fehlt, findet der Beirat bei regelmäßigen Treffen mit den Angehörigen heraus, die zu Ehren der Fußballleidenschaft meines Vaters in den unterschiedlichen Bundesliga-Stadien stattfinden.

Ein Angehöriger erzählte etwa, dass sein dementer Vater ein großer Fußballfan ist. Der Erkrankte ist auf den Rollstuhl angewiesen; da eines seiner Symptome jedoch die Unruhe ist, eignen sich die herkömmlichen Behindertenplätze im Stadion nicht. Sollte er während des Spiels eine Panikattacke erleiden, könnten Vater und Sohn nicht schnell genug das Stadion verlassen. Der Mann regte an, Plätze in Ausgangs- und zudem Parkplatznähe zu schaffen. Ein Vorschlag, der den Vereinen nun unterbreitet wird.

Die Kommunen stellen Behindertenausweise aus, mit denen körperbehinderte Menschen gute, geschäftsnahe Parkplätze nutzen können. Einschränkungen durch Demenzerkrankungen finden bei der Ausstellung dieser Ausweise keine Beachtung, obwohl viele Erkrankte körperlich nicht mehr in der Lage sind, weite Strecken zurückzulegen, und auch die zunehmende Desorientierung die Mobilität erheblich einschränkt. Dieses Thema wurde in den unterschiedlichen Kommunen bereits besprochen und soll zeitnah angepasst werden. Langfristig wäre es ein großer Erfolg, wenn eine deutschlandweite Änderung erreicht würde.

Ein weiterer Aspekt wird immer wieder in den Gesprächen mit den Angehörigen deutlich, und auch ich kann diesen Punkt aus eigener Erfahrung bestätigen. Von der Krankheit sind nicht nur der Erkrankte und sein unmittelbares Umfeld betroffen, sondern ebenso der weitere Bekannten- und Freundeskreis. Auch hier muss durch die Enttabuisierung eine höhere

Sensibilität erzielt werden. Das Beispiel eines Teilnehmers bei unserem letzten Treffen im Borussiapark Mönchengladbach im März 2014 zeigt dies deutlich und anschaulich:

Der Mann erzählte, dass seine Frau mit 48 Jahren an Frontotemperaler Demenz erkrankte. Ihr Sohn war zu dem Zeitpunkt 18 Jahre alt und recherchierte viel im Internet darüber, was diese Krankheit zu bedeuten hätte. Anstatt mit seinem Vater, den Ärzten oder Freunden zu sprechen, zog er sich zurück und blieb mit seinen Ängsten allein. Unter anderem las er, dass diese Form von Demenz vererbt würde, und er beschloss, keinen Sinn mehr in seiner eigenen Zukunft zu sehen. Der sportliche, gute Schüler vernachlässigte alles, nahm Drogen und verprasste in nur einem Jahr 20 000 Euro. Niemand in seinem Umfeld schenkte ihm genug Beachtung. Sein Vater war einerseits mit der Pflege seiner Frau beschäftigt, die nach fünf Jahren bereits verstarb, andererseits überforderten ihn die Ausbrüche seines Sohnes. Aus Scham vertraute er sich niemandem an. Glücklicherweise besann sich der Sohn irgendwann und bekam die Kurve. Dieses Beispiel zeigt, wie wichtig es ist, dass Menschen offen über ihre Ängste und Schamgefühle sprechen.

Auch im Bereich der Medizin engagiert sich die Initiative. Ein Thema ist die Transparenzmachung der Wirkungsweise verschiedener Medikamente. Auch zu der korrekten Einnahme und zu den möglichen Wechselwirkungsgefahren fehlt es oft an leicht zugänglichen Informationen. Viele Angehörige fühlen sich in diesem Zusammenhang von ihrem Hausarzt im Stich gelassen.

Womit wir bei dem nächsten, sehr wichtigen Thema wären: der grundsätzlichen ärztlichen Versorgung. Viele der aktuell praktizierenden Hausärzte hatten ihr Studium bereits abgeschlossen, bevor die Demenz zu einem großen Thema wurde. Durch das große Arbeitsaufkommen in den Praxen sind

Weiterbildungen jedoch oftmals nahezu unmöglich. Darum muss für eine große Anzahl der praktizierenden Hausärzte eine Plattform geschaffen werden, über die sich entsprechende Fortbildungsmöglichkeiten einfach und schnell organisieren lassen. Die Hausärzte sollten ein Bewusstsein für den leisesten Verdacht entwickeln, um den Patienten rasch an einen Spezialisten überweisen zu können. Schon im Studium sollte das Thema Demenz ein größeres Gewicht bekommen. Langfristig wäre ein eigenes Fachgebiet die beste Lösung.

Ganz ähnlich ist die Situation in den Krankenhäusern. Etwa zehn bis 15 Prozent der Patienten im Krankenhaus sind an einer Demenz erkrankt. Dabei ist die überwiegende Anzahl nicht aufgrund der Demenz, sondern infolge einer anderen Erkrankung in stationärer Behandlung. In Deutschland gibt es jedoch nur rund 20 Krankenhäuser, in denen eine für Demenzpatienten angemessene Unterbringung und Pflege angeboten wird. Das ist natürlich ein Problem, weil diese Menschen neben ihrer medizinischen Versorgung eine viel intensivere Aufmerksamkeit benötigen. Die Unsicherheit und Veränderung, die mit einem Krankenhausaufenthalt einhergehen, werden vom Erkrankten als Stress empfunden und können seine geistige Verfassung negativ beeinflussen. Immer wieder machen Angehörige die Erfahrung, dass die Verwirrung des Patienten in der fremden Umgebung stark zunimmt. Auf zwei Dinge sollte man deshalb während eines Krankenhausaufenthaltes achten: Bleiben Sie möglichst immer vor Ort, um ihrem Angehörigen zumindest den gewohnten sozialen Bezug zu bieten. Und achten Sie auf die Medikamentengabe: Es kann vorkommen, dass Krankenhäuser die Präparate umstellen oder ändern, was dringend zuvor mit dem behandelnden Arzt abgesprochen werden sollte.

Noch ist eine auf den Demenzkranken abgestimmte Behandlung in den Krankenhäusern reine Zukunftsmusik – die

Rudi Assauer Initiative möchte sich jedoch für eine Verbesserung der Situation einsetzen.

Betrachtet man die Ergebnisse des »World Alzheimer Report 2012«, so stellt man betroffen fest, wie wichtig Papas Schritt an die Öffentlichkeit war und wie notwendig die Arbeit der Initiative ist. Die wichtigsten Punkte zeichnen ein erschreckendes Bild der Demenzkranken in der Gesellschaft:

- 40 Prozent der Menschen mit Demenz berichten, dass sie gemieden oder anders behandelt werden.
- 24 Prozent der Menschen mit Demenz und mehr als eine von zehn Pflegepersonen (11 Prozent) gaben zu, die Diagnose zu verbergen oder zu verschleiern, wobei diejenigen, die noch nicht das Alter von 65 Jahren erreicht haben, glauben, dass sie sonst besonderen Problemen an ihrem Arbeitsplatz ausgesetzt wären.
- 40 Prozent der Menschen mit Demenz berichten, im Alltagsleben nicht einbezogen zu werden.
- Fast 60 Prozent der oben Genannten gaben an, dass es vor allem ihre nahen Freunde sind, die nach der Diagnose den Kontakt zu ihnen abgebrochen haben, gefolgt von den Familienangehörigen.
- Ein Viertel der Betreuer (24 Prozent) hat das Gefühl, dass in ihrem Land negative Assoziationen mit der Pflege von Demenzkranken verbunden sind, während eine ähnliche Anzahl (28 Prozent) findet, sie selbst würden aufgrund ihrer Pflegetätigkeit anders behandelt bzw. gemieden werden.
- Sowohl Menschen mit Demenz als auch ihre Betreuer gaben zu, dass sie aufgehört hätten, enge Beziehungen aufzubauen, da dies einfach zu schwierig sei.

Aus diesen Punkten lassen sich die Arbeitsschwerpunkte für die Zukunft ableiten: Aufklärung, Information und eine gesellschaftliche Sensibilisierung zur Reduzierung der Stigmatisierung von Demenz.

Wie kann die Initiative den Betroffenen bei der Verfolgung dieser Ziele helfen? Ein Beispiel soll den Grundgedanken der Arbeit verdeutlichen. In Aachen gibt es eine Tanzschule, die regelmäßig Kurse anbietet für demenziell Erkrankte und ihre gesunden Tanzpartner. Geleitet wird der Abend von einer ausgebildeten Lehrerin. Veranstaltungen wie diese könnten ohne großen Aufwand von jeder Tanzschule angeboten werden. Die Initiative möchte ausdrücklich, dass gute Projekte abgekupfert werden. Oder wie Wilfried Jacobs es so schön formulierte: »Hier gibt es keine Konkurrenz und keinen Wettbewerb, sondern die ganz klare Aufforderung zum Plagiat.«

Dr. Spittler erlebt in seiner täglichen Arbeit immer wieder, wie betroffene Ehepaare aus Angst vor der Stigmatisierung nicht mehr vor die Tür gehen. Er nutzt ein Frage-und-Antwort-Spiel, um die Angehörigen davon zu überzeugen, dass sie sich doch weiterhin in der Öffentlichkeit zeigen.

»Würden Sie alles für den Erkrankten tun?«

»Ja.«

»Wirklich alles?«

»Ja.«

»Dann gehen Sie mit ihm aus, denn geistige Anregung ist ein wesentliches Hilfsmittel, um den Krankheitszustand zu verbessern.«

Eines sollte man sich bewusst machen: Wenn in Deutschland jeder 20. Mensch im Alter zwischen 65 und 69 Jahren und jeder dritte zwischen 80 und 90 Jahren unter Demenz leidet, dann ist man schon mit 50 Leuten im Raum nicht mehr das einzige betroffene Pärchen.

Betreuungsvollmacht – Wem lege ich mein Leben in die Hand?

Die Krankheit zwingt einen zu Entscheidungen, die man eigentlich nicht treffen möchte. Die Strukturen in der Beziehung zwischen dem Erkrankten und dem Pflegenden sowie innerhalb der Familie ändern sich. Irgendwann kommt der Punkt, an dem der Erkrankte nicht mehr in der Lage ist, eigenständig für sich zu handeln. Dann muss die Frage geklärt werden, wer einzelne Vollmachten oder wer eine Generalvollmacht erhalten soll (siehe Serviceteil). Regelt man diesen Punkt nicht, läuft man Gefahr, dass ein Betreuer vom Amtsgericht bestimmt wird. Da man mit der Generalvollmacht die komplette Entscheidungskraft des Erkrankten übernimmt, möchte man sicherlich diese lieber innerhalb der Familie oder des vertrauten Umfelds geregelt haben.

Die Ausstellung einer solchen Vollmacht ist verständlicherweise ein sensibles Thema. Zwei Dinge müssen hierbei beachtet werden. Erstens sollte man rechtzeitig dafür Sorge tragen, dass die Generalvollmacht von einem Notar ausgestellt wird. Ohne eine notarielle Beglaubigung ist die Vollmacht anfechtbar. Die Kosten für diesen Vorgang liegen bei rund 500 Euro. Und zweitens stellt sich natürlich die Frage, wer die Vollmacht erhalten soll, da sich auch für den Träger einiges verändern wird. Der Betreffende übernimmt eine Verantwortung für jeden Lebensbereich des Erkrankten – im schlimmsten Fall muss irgendwann eine Entscheidung über Leben und Tod getroffen werden.

Wie spricht man seinen erkrankten Angehörigen auf dieses Thema an, ohne ihn zu verletzten? Wie erklärt man jemanden, dass eine Vollmacht notwendig wird? Papa redete zwar nicht über seine Diagnose, dennoch war ihm klar, dass eine Regelung getroffen werden musste. Ein Testament gab es, das er im Laufe seines Lebens mehrmals auf seine aktuelle Situation hin hatte anpassen lassen. Das Testament ist ein wichtiger Punkt, der ebenso wie die Ehe (Scheidung/Heirat) und das Wahlrecht nicht von der Vollmacht betroffen ist.

Im Mai 2011 sprach mein Vater mit Sabine und bat sie darum, zusätzlich zu seiner damaligen Frau seine Generalbevollmächtigte zu werden. Nach Rücksprache mit ihrem Mann beschloss sie zuzustimmen – unter der Bedingung, dass noch eine dritte Person eingetragen würde, Prof. Bull. So wäre sichergestellt, dass immer, wenn sich hinsichtlich einer Entscheidung kein Konsens finden ließe, eine Zweidrittelmehrheit ausreichen würde. Die Vollmacht wurde zu diesem Zeitpunkt als Vorkehrung betrachtet und trat nicht sofort in Kraft. Sämtliche Punkte der Vollmacht besprach mein Vater unter vier Augen mit seinem Notar. So konnte sichergestellt werden, dass sie ohne Einschränkung seinem Willen entspricht.

Die erste Generalvollmacht wurde auf Sabine Söldner, Prof. Heinz Bull und Britta Assauer ausgestellt. Nach Absprache mit Rudi Assauer lag die Vollmacht im Tresor der Familie Söldner und sollte erst einmal nicht gezogen werden. Im November 2011 versuchte Britta Assauer die Vollmacht zu nutzen, um gemeinsam mit Prof. Bull die Kündigung von Sabine zu bewirken. Prof. Bull verweigerte seine Zustimmung, wodurch es zwei zu eins gegen Britta stand. Am 17. Januar 2012 ließ mein Vater bei einem Notar die Generalvollmacht auf Sabine Söldner und Prof. Heinz Bull ausstellen. Eine Zweier-Konstellation ist eher ungewöhnlich, verschafft den eingetragenen Personen allerdings größere Unabhängigkeit und Souveränität. Bislang hat in einem einzigen Fall eine Bank nach der Vollmacht verlangt. Ansonsten wurde es seither nicht nötig, sie einzusetzen. Gleichzeitig änderte Papa sein Testament. Es war ihm sehr wichtig, diese Angelegenheiten noch bei vollem Verstand zu regeln.

Das Gericht erteilte mir im April 2012 eine Betreuungsvollmacht für familienrechtliche Angelegenheiten. Dadurch war ich in der Lage, mich beispielsweise um die Scheidung und die Hausräumung zu kümmern. Es wäre sonst bei jedem Termin Sabines und Prof. Bolls Anwesenheit notwendig gewesen, was zu einem organisatorischen Chaos geführt hätte. Meine Betreuungsvollmacht könnte man so beschreiben, dass Sabine und Bulli die Geschäftsführer des Unternehmens Assauer sind und ich für eine untergeordnete Abteilung das Sagen habe. Diese Sonderregelung kann nur von einem Gericht bestimmt werden. Sie ist jeweils nur für ein Jahr gültig.

Die Entscheidungen bezüglich der lebensverlängernden Maßnahmen wurden in der Vollmacht nicht eindeutig formuliert. Jeder, der meinen Vater kennt, weiß, dass er ein stolzer Mann ist. Den Menschen, die ihm nahestehen, ist klar, dass er kein Ende an Schläuchen und Maschinen wollen würde. Irgendwann wird er nichts mehr eigenständig tun können, und ich bin fest davon überzeugt, dass wir dann den Zeitpunkt erkennen müssen, an dem es für ihn an der Zeit ist zu gehen. Mein größter Wunsch ist, dass ich eines Morgens zu ihm ins Zimmer komme und er friedlich eingeschlafen ist.

Ich rate jedem, rechtzeitig über die Vollmacht zu sprechen, auch wenn es unangenehm ist. Vermutlich wird man mehrere Anläufe brauchen, um in ein solches Gespräch hineinzukommen. Wichtig ist, dem Angehörigen zu zeigen, dass man vor allem daran interessiert ist, seinen eigenen Willen festzuhalten. Natürlich impliziert das Schreiben einer Vollmacht, dass der Erkrankte irgendwann in der Zukunft den eigenen Willen nicht mehr wird formulieren können. Eine Tatsache, die Angst und Trauer in dem Betroffenen auslöst. Ich denke jedoch, dass man diesen Wechsel auch von einer anderen Seite sehen kann: Man versucht, dem geliebten Menschen seine Eigenständigkeit bis über den Moment hinaus zu bewahren, an dem er vergessen haben wird, dass er sie einmal besessen hat.

Ich bin froh, dass wir diese Regelung frühzeitig getroffen haben und ich nicht allein für meinen Vater verantwortlich bin. Durch unsere große Nähe habe ich vielleicht längst die Objektivität verloren. Es tut gut zu wissen, dass bei all den Dingen, die ich übernommen habe, ein Teil der Verantwortung nicht allein auf meinen Schultern lastet.

WIE ERKLÄRE ICH ES MEINEM KIND?

Papa hat keine Enkelkinder, die er über die Krankheit ihres Opas aufklären müsste. Da aber in vielen Familien Kinder leben und die Auswirkungen von Alzheimer hautnah miterleben, möchte ich dieses Thema nicht unberücksichtigt lassen.

Gerade für kleinere Kinder ist schwer nachvollziehbar, was plötzlich mit den erkrankten Großeltern vor sich geht. Die begleitenden Symptome der Krankheit können große Angst auslösen. Auch die Kinder müssen im Laufe der Zeit verstehen lernen, dass verletzende oder unnormale Handlungen nicht persönlich gemeint sind. Sie müssen in die Pflege mit einbezogen und dafür sensibilisiert werden, dass ihre Großeltern immer noch ihre Großeltern sind und nicht übertrieben vorsichtig behandelt werden müssen. Gerade im Zustand der leichteren Demenz sind gemeinsame Aktivitäten sinnvoll und können nach wie vor Spaß machen.

Auch wenn der Patient dann bettlägerig wird, ist es wichtig, den Kindern die Angst zu nehmen und einen offenen, natürlichen Umgang zu pflegen.

Leben demente Großeltern mit im Haushalt, sollte den Kindern keinesfalls untersagt werden, Freunde zum Spielen einzuladen. Im Gegenteil, sie sollten weiterhin dazu ermuntert werden. Es ist an der Zeit, den Grundstein für das Umdenken der jüngeren Generation zu legen. Je früher im Leben die Gegenwart der Kranken zum Alltag gehört, desto selbstverständlicher wird der dauerhaft normale Umgang mit Alzheimerpatienten in der gesamten Gesellschaft.

Als Hilfestellung für Eltern hat die Alzheimer Forschung Initiative e. V. (AFI) ein tolles Internetangebot entwickelt. Auf der Seite www.afi-kids.de wird für Kinder ab fünf Jahren die Krankheit anschaulich erklärt. Die animierten Kinder Katja und Max zeigen am Beispiel ihrer Oma Gisela, wie ein Zusammenleben trotz Krankheit möglich ist. Die Seite ist schön gestaltet und für die Kinder selbst leicht zu bedienen. Die Comic-Geschichten erzählen von unterschiedlichen Situationen, etwa: »Oma wird vergesslich – Was passiert mit dem erkrankten Gehirn?«, oder: »Oma läuft Weg – was kann ich tun?«

Die Kinder können ihre selbst gemalten Geschichten an die Seite www.afi-kids.de schicken, wo sie mit Einverständnis der Eltern dann in einer Bildergalerie eingestellt werden. Das Konzept ist ausgesprochen hilfreich: Die Kinder setzen sich intensiv mit dem Thema auseinander und sehen anhand der anderen Bilder, dass sie nicht allein sind. Es macht großen Spaß, sich durch die kleinen Kunstwerke zu klicken – die nicht zuletzt dazu gedacht sind, das Gespräch zwischen Eltern und Kindern zu unterstützen.

SEXUALITÄT – EIN WEITERES TABUTHEMA

Das Thema Sexualität betrifft Papa und mich nicht. Auch wenn er mich als Lebenspartnerin empfindet, hat er von der normalen familiären Nähe abgesehen keinerlei körperliche Bedürfnisse mir gegenüber. Für viele Paare jedoch ist die Sexualität ein Bestandteil ihres Zusammenlebens. Daher habe ich mir von Dr. Spittler schildern lassen, welche Erfahrungen seine Patienten mit diesem Thema gemacht haben.

Dr. Spittler weiß, wie wichtig es ist, das Gespräch aktiv auf den Umgang mit der Sexualität zu lenken, da gerade ältere Menschen diesbezüglich unter starken Hemmungen leiden. Bei einigen lange verheirateten Paaren besteht vielleicht deshalb kein größerer Redebedarf, weil sie bereits länger kein aktives Sexualleben mehr führen. Sollte dies aber anders sein, gibt es Folgendes zu beachten:

Medizinisch betrachtet deutet eine Erektion nicht automatisch auf sexuelles Verlangen hin. Eine Erektion entsteht auch spontan – das berühmteste Beispiel ist wohl die »Morgenlatte«. Der Körper braucht diese unkontrollierten Erektionen als Training, also zur Aufrechterhaltung der organischen Funktionstüchtigkeit. Anderenfalls würden die Schwellkörper, die in diesen Momenten mit Blut volllaufen, verkümmern.

Neben dieser rein körperlichen Reaktion empfinden Alzheimerkranke ebenso wie ihre Partner noch sexuelle Lust. Es ist absolut nichts dagegen einzuwenden, diesem Bedürfnis nachzugeben, sofern beide Seiten es sich wünschen. Die Angst liegt hier ausschließlich auf der Seite der Pflegenden. Viele befürchten, dass sich die Krankheit durch die Anstrengung beim Liebesakt verschlechtern könnte. Es gibt jedoch keinen Zusammenhang zwischen der Zerstörung der Nervenzellen und körperlicher Anstrengung. Im Gegenteil – eine gewisse Aktivität und Normalität ist dem Krankheitsverlauf ja eher förderlich. Man kann also alles so machen wie bisher.

Insbesondere Männer befürchten jedoch, sich ihrer Frau womöglich aufzudrängen. Dabei lässt sich ganz einfach herausfinden, wie es um die Gefühle des Partners bestellt ist. In den anderen Situationen des Alltags weiß man schließlich auch, was der Erkrankte sich wünscht. Nehmen wir das Beispiel des Spazierengehens. Als Erstes fragt man, ob der Erkrankte Lust auf einen Spaziergang hat. Mein Vater ist wie viele Alzheimer-Patienten in der Trotzphase hängen geblieben, weshalb man grundsätzlich ein »Nein« als Antwort bekommt. In dieser Situation bewegt man ihn nun sanft in Richtung Tür. Wehrt er sich und signalisiert weiter eindeutig, dass er nicht will, bleibt man zu Hause. Entwickelt er nun plötzlich ein Interesse am Spazierengehen, verlassen wir wenig später das Haus.

Zeigt ein Patient also bei anderen Themen ganz eindeutig, was er will, so wird er es auch beim Sex tun. Gerade Frauen haben früher oft ihrem Partner zuliebe »mitgemacht«, weil der Sex vermeintlich zu den ehelichen Pflichten gehörte. Mann kann sich aber ganz sicher sein, dass bei einer Demenz die Fähigkeit, etwas aus Berechnung zu tun, gänzlich verloren geht.

Daher sollte man bei gegenseitigem Einverständnis auch diese körperliche Normalität so lange wie möglich bewahren.

TEIL 6

Service

Im Folgenden möchte ich noch einmal auflisten, was Angehörige für die Demenzkranken in ihrer Familie tun können, um die Zeit mit der Krankheit so angenehm wie möglich zu gestalten. In diesem Zusammenhang soll noch einmal darauf hingewiesen werden, dass jeder Fall individuell ist und ich nur persönliche Tipps und Anregungen geben kann, auf keinen Fall jedoch eine rechtliche Beratung.

ZUSAMMENFASSUNG DER WICHTIGSTEN UMGANGSFORMEN MIT DEMENZKRANKEN

Allgemeine Tipps:
* Lassen Sie dem Betroffenen Zeit zu reagieren.
* Sprechen Sie auf gleicher Augenhöhe mit dem Erkrankten/ suchen Sie Blickkontakt.
* Wiederholen Sie die Äußerungen des Betroffenen.
* Spiegeln Sie ihre/seine Mimik und Gestik wieder.
* Diskutieren oder widersprechen Sie dem Betroffenen nicht.
* Ignorieren Sie Anschuldigungen.
* Seien Sie geduldig und freundlich.
* Seien sie einfühlsam und humorvoll.
* Loben Sie den Betroffenen oft (durch Berührungen, positive Ansprache).

- Begegnen Sie dem Betroffenen auf der Gefühlsebene und solidarisieren Sie sich mit ihr/ihm.
- Sorgen Sie für einen Tag-Nacht-Rhythmus und feste Rituale.
- Sorgen Sie für ausgewogene, vitaminreiche Kost.
- Achten Sie auf ausreichende Flüssigkeitszufuhr (mind. 1,5 Liter pro Tag).
- Wählen sie einfach an- und auszuziehende Bekleidung.
- Sorgen Sie für ausreichend frische Luft (Spaziergänge, leichte Gymnastik).
- Stärken Sie das Selbstwertgefühl, animieren und motivieren Sie den Patienten.

Bei nächtlichem Wandern:
- Sorgen Sie für Sicherheit durch Nachtlichter und Bewegungsmelder.
- Sorgen Sie für abwechslungsreiche Tagbeschäftigung, damit der Betroffene tagsüber nicht viel schläft.
- Geben Sie dem Erkrankten ein »Betthupferl« zur Nacht.
- Klären Sie bei verstärktem Auftreten des nächtlichen Wanderns eine mögliche Therapie mit dem Arzt ab.

Bei Orientierungslosigkeit in der Umgebung:
- Leuchten Sie die Räume gut aus, z.B. mit Bewegungsmeldern, Nachtlichtern.
- Uhren, Kalender, Orientierungstafeln sind hilfreich (z.B. können Türen, Toilettendeckel, Schränke mit Bildern oder Symbolen versehen werden).
- Sehen Sie zur Eigenorientierung regelmäßig die alten Fotoalben gemeinsam an.
- Sprechen Sie über Dinge aus der Vergangenheit/ schöne Erlebnisse.
- Nehmen Sie Veränderungen so langsam wie möglich vor.

Bei Unruhe:

- Bleiben Sie ruhig, sprechen Sie sanft (nicht laut, außer der Patient ist sowieso schon schwerhörig, oder gar aggressiv).
- Geben Sie dem Betroffenen etwas zur Beschäftigung in die Hand.
- Fördern Sie die verbliebenen Fähigkeiten, lassen Sie den Patienten kleine Aufgaben erledigen (z. B. im Haushalt, Garten).
- Bieten Sie etwas zu trinken und essen an.
- Sprechen Sie den Arzt an, wenn die Unruhe zunimmt und Ängste sich verstärken.

Bei Vergesslichkeit:

- Sorgen Sie für feste Gewohnheiten und einfache Regeln.
- Sprechen Sie in einfachen, kurzen Sätzen.
- Sprechen Sie langsam, aber deutlich und bestimmt.
- Wiederholen Sie bei Bedarf wichtige Informationen.
- Schreiben Sie Notizzettel für den Erkrankten.

Bei Aggressivität:

- Bleiben Sie gelassen und beruhigen Sie den Betroffenen.
- Sorgen Sie für Ablenkung.
- Vermeiden Sie Konfrontationen und den Versuch, den Betroffenen festzuhalten.
- Sprechen Sie mit Ihrem Arzt über die angespannte Situation und über weitere Therapiemöglichkeiten (Bedarfsmedikation).

Was können Angehörige tun?

- Sich Wissen über die Krankheit erwerben, weil Wissen Sicherheit schafft; zudem bewahrt es vor Enttäuschungen und eventuell daraus entstehender Resignation.
- Die persönliche Würde wahren, indem man sich den Fähigkeiten des Erkrankten anpasst und unnötige Zurechtweisungen unterlässt; der Patient handelt nie absichtlich falsch.

- Die Eigenständigkeit aufrechterhalten, indem man Menschen mit Demenz nicht alle Aufgaben abnimmt, nur weil die Erledigung ihnen schwerer fällt oder mehr Zeit in Anspruch nimmt.
- Die erhaltenen Fähigkeiten fördern, um einerseits ein Gefühl der Zugehörigkeit und Nützlichkeit zu schaffen und andererseits die Selbstständigkeit zu erhalten.
- Einen gleichbleibenden Tagesablauf und ein übersichtlich strukturiertes Wohnumfeld beibehalten, um für eine gute Orientierung zu sorgen.
- Die zunehmende Hilfsbedürftigkeit auffangen; die Hilfestellung ist abhängig von der Schwere der Demenz: bei leichter Demenz ist eine Hilfe nur bei komplizierten Aufgaben notwendig; bei mittelschwerer Demenz müssen schon einfache Tätigkeiten, die den Haushalt und die Körperpflege betreffen, unterstützt werden; Patienten mit schwerer Demenz benötigen eine vollständige Betreuung.
- Ruhig bleiben, insbesondere, wenn der Patient ängstlich, aggressiv oder unruhig ist; dieses Verhalten entsteht oft aus Frustration und Ratlosigkeit.
- Die Patienten immer beschäftigen, ohne sie zu überfordern, um Depressionen vorzubeugen.
- Für eine vernünftige Ernährung sorgen; ausreichend Flüssigkeit und regelmäßige Bewegung sind wichtig für das Wohlbefinden.
- Die Gefahrenquellen im Haushalt reduzieren; Putzmittel und Medikamente sollten weggeschlossen, unebene Fußböden geglättet, Elektrogeräte gesichert werden.
- Die Wohnanschrift und/oder Telefonnummer an der Kleidung des Patienten oder an einer Kette vermerken.

HILFE FÜR ANGEHÖRIGE – WENN NICHTS MEHR GEHT, GEHT DAS …

Wir Angehörigen sind nicht krank, aber trotzdem von der Krankheit betroffen. Niemand sollte mit der Pflege dauerhaft allein gelassen werden. Im Interesse des Erkrankten und des Pflegenden sollte jede Entlastung angenommen werden. Viele gute Angebote werden abgelehnt, weil die Pflegenden ein schlechtes Gewissen plagt. Nach einer Auszeit geht man jedoch gestärkt wieder ans Werk – weshalb die Pause auch im Sinne des Erkrankten ist.

Welche Warnzeichen weisen darauf hin, dass ich an die Grenzen meiner Belastbarkeit geraten bin?
- Man reagiert häufig sehr gereizt auch auf kleinere Schwierigkeiten im Umgang mit dem Kranken.
- Man fühlt sich ständig sehr angespannt.
- Man hat selbst erhebliche Schlafstörungen.
- Man fühlt sich zunehmend empfindungslos (»Ich funktioniere schon fast wie eine Maschine.«).
- Man leidet häufig unter Weinkrämpfen.
- Man fühlt sich zunehmend depressiv oder antriebslos.

Welche Möglichkeiten gibt es, um für Entlastung zu sorgen? Aufgrund der großen Prominenz meines Vaters kommen für uns die meisten Dinge leider nicht infrage, dennoch will ich die unterschiedlichen Möglichkeiten im Folgenden kurz beschreiben.

- Was wir sehr gern machen würden, wäre die Teilnahme an einer Musikgruppe. Mein Vater käme endlich einmal ohne mich vor die Tür und könnte etwas machen, was ihm großen Spaß bereitet. Ein unrhythmisch klatschender Rudi Assauer, der in einem Kleintransporter mit einem Caritas- oder Rote-Kreuz-Logo abgeholt wird, wäre jedoch für jeden Fotografen ein gefundenes Fressen. Also singen wir eben zu Hause.

- Eine Teilnahme an <u>Selbsthilfe-/Angehörigengruppen</u> hilft, Lösungen für konkrete Probleme zu finden, schafft Erleichterung und Zuversicht durch den Erfahrungsaustausch mit anderen; innerhalb der Gruppen wird den Teilnehmern Verständnis für ihren eigenen Ärger, ihre Trauer und Enttäuschung entgegengebracht.

- <u>Ambulante Pflegedienste</u> können für die Grundpflege, die Beschäftigung bzw. Beaufsichtigung und die hauswirtschaftliche Unterstützung sorgen.

- <u>Betreuungsgruppen</u> sind regionale Angebote, bei denen Demenzkranke ein- oder zweimal wöchentlich gemeinsame Mahlzeiten in Anspruch nehmen können; geschultes Fachpersonal leitet die Erkrankten bei anregenden Tätigkeiten und begleitet sie auf Ausflüge; betreute Urlaube der Demenzkranken und ihrer Angehörigen werden organisiert.

- <u>Geschulte, ehrenamtliche Helferinnen</u> leisten dem Patienten zu Hause Gesellschaft oder begleiten sie bei Spaziergängen.

- <u>Tagespflegeeinrichtungen</u> bieten eine Unterbringung am Tag; abends und am Wochenende sind die Erkrankten zu Hause; problematisch kann hier der tägliche Wechsel der Umgebung sein.

- Bei <u>Tageskliniken</u> steht die Diagnose und die Therapie im Vordergrund, weswegen der Aufenthalt begrenzt ist.

- Bei akuten Krisen kann die Aufnahme in einem <u>psychiatrischen Krankenhaus</u> mit einer speziellen Station für Demenzkranke sinnvoll sein, um den Hintergrund der Situation zu klären.

Heimwahl

Für die Auswahl eines geeigneten Heims gibt es einige grundlegende Punkte, die bei der Entscheidung berücksichtigt werden sollten. Dabei ist grundsätzlich für die Wahl der richtigen Unterbringung eine klare Diagnose die Voraussetzung.

- Wichtig ist nicht nur, vorab mit der Heimleitung zu sprechen, sondern sich auch einen Eindruck vom Wohnbereich und den Zimmern zu machen.
- Es sollte ausreichend Personal beschäftigt sein. Sinnvoll sind Häuser, in denen tagsüber von 8 bis 21 Uhr zwei Mitarbeiter für 12 Bewohner zuständig sind.
- Es sollte ein Konzept und das entsprechende Fachpersonal zur Betreuung Demenzerkrankter vorhanden sein. Für Demenzkranke ist die sogenannte »Bezugspflege« am besten geeignet. Dabei hat jeder Bewohner einen hauptverantwortlichen Mitarbeiter, der alle seine Belange überprüft. Aufgrund des Schichtwechsels und der Urlaubsplanung ist keine tägliche Betreuung durch diesen Mitarbeiter gewährleistet, dennoch birgt das Verfahren eine gewisse Konstanz.
- Ist eine Betreuung durch Fachärzte und gut ausgebildete Hausärzte gewährleistet? Fachärzte sind nicht wie Hausärzte zu Besuchen im Heim verpflichtet. Prüfen Sie, ob das Heim mit einem Spezialisten zusammenarbeitet, oder bitten Sie Ihren eigenen Nervenarzt, die Heimbetreuung zu übernehmen.
- Sind die Mahlzeiten in Darreichungsform und Art für Demenzkranke geeignet? Das Essen sollte weich gekocht und nicht zu trocken sein. Ab einem gewissen Stadium muss es mit den Fingern essbar sein.
- In den Zimmern sollte eine persönliche Ausstattung möglich sein, um dem Erkrankten eine gewohnte Umgebung zu schaffen.
- Die Einrichtung sollte ausreichende und abwechslungsreiche Beschäftigungsmöglichkeiten für den Erkrankten bieten.

- Flexible Besuchszeiten sind unverzichtbar, um den Kontakt zu dem Erkrankten zu halten.
- Eine freundliche Atmosphäre ist ein grundlegendes Kriterium, damit der Erkrankte sich heimisch und geborgen fühlt.

Hat man sich für eine Heimunterbringung entschieden und ändert dann später seine Meinung, besteht jederzeit die Möglichkeit, seinen Angehörigen wieder nach Hause zu nehmen und die Betreuung dort fortzusetzen. In den Heimverträgen ist meistens eine einmonatige Kündigungsfrist festgesetzt. Sollte man sich spontan entscheiden, muss gegebenenfalls die restliche Zeit noch bezahlt werden. Dies gilt nicht, wenn der Platz neu besetzt wird.

RECHTLICHE FRAGEN

Vollmachten

Ein Demenzkranker braucht, wenn er im rechtlichen Sinn nicht mehr geschäftsfähig ist, einen Betreuer. Geschäftsunfähig sind Personen unabhängig vom Alter, die sich in einem Zustand krankhafter Störung der Geistestätigkeit befinden, der die freie Willensbestimmung ausschließt und seiner Natur nach nicht nur vorübergehend ist. Ein Arzt stellt fest, in welchem Krankheitsstadium der Patient seine Geschäftsfähigkeit verliert. Da ein Erkrankter, wenn keine Regelung vorliegt, automatisch einen gerichtlich bestimmten Betreuer zugesprochen bekommt, sollte früh eine Entscheidung bezüglich der Betreuerrolle getroffen werden. Das ist wichtig, wenn man sich mit der Familie gut versteht und sich aus diesem Kreis betreuen lassen möchte, und ebenso bei Familienstreitigkeiten, wenn die Betreuung unabhängig von dieser geregelt werden soll.

Eine frühzeitige, sehr detaillierte Regelung entlastet später die Angehörigen.

Betreuen kann jede volljährige Person. Zudem gibt es Berufsbetreuer.

Folgende Bereiche müssen geregelt werden:
- Finanzen: Vertretung gegenüber Behörden und Versicherungsträgern
- Gesundheitsvorsorge: Absprache bei Untersuchungen, Klinikaufenthalten, Medikamentierung. Der schwierigste Aspekt ist dabei eine Entscheidung über lebensverlängernde Maßnahmen, die daher am besten in einer separaten Patientenverfügung festgehalten wird.
- Aufenthaltsbestimmungsrecht: Lebt der Patient zu Hause oder wird er in einem Heim untergebracht?
- Umgangsrecht: Wer darf den Kranken besuchen, wer darf mit ihm verkehren?

Wichtig zu beachten:
- Man sollte die Vollmacht nicht handschriftlich verfassen, da Fehler durch eine unleserliche Schrift entstehen könnten. Um sicherzugehen, dass die aufgesetzte Vollmacht wahrgenommen wird, kann man diese ab 13 Euro (abhängig vom Umfang) beim Vorsorgeregister der Bundesnotarkammer eintragen lassen. Die Gerichte prüfen im Bedarfsfall, ob dort etwas vorliegt.

Man spricht von einer Generalvollmacht, wenn eine Person die Betreuung aller Bereiche übernimmt, was eine gängige Form ist.

Nachdem die Betreuungsfrage geklärt ist, empfiehlt es sich, ein Testament zu verfassen, sofern dies noch nicht geschehen ist.

Haftpflicht

Es ist sinnvoll, eine Haftpflichtversicherung für den Erkrankten abzuschließen, damit weder er noch die Angehörigen für verursachte Schäden verantwortlich gemacht werden können. Auch einer bereits bestehenden Versicherung muss die Demenzerkrankung gemeldet werden, sobald die Diagnose feststeht. Die Versicherung kann im Schadensfall entsprechende Unterlagen beim Arzt einsehen. Die Krankheit bedingt eine »Gefahrenerhöhung«, wodurch sich die Mitgliedschaft verteuert. Wird die Krankheit nicht gemeldet, kann dies den Verlust des Versicherungsschutzes zur Folge haben.

Eine Unfallversicherung kann die Leistungen verweigern, wenn ein Körper- und/oder Sachschaden im Zusammenhang mit der Erkrankung steht.

PFLEGEFALL – WAS IST ZU TUN?

Pflegebedürftigkeit im Sinne des Gesetzes kann in allen Lebensabschnitten auftreten. Nach der Definition im Elften Buch Sozialgesetzbuch – Soziale Pflegeversicherung sind Personen erfasst, die wegen einer körperlichen, geistigen oder seelischen Krankheit in den Bereichen der Körperpflege, der Mobilität und der hauswirtschaftlichen Versorgung auf Dauer (mindestens sechs Monate) in erheblichem Maße Hilfe benötigen.

Folgende Check-Liste sollte entweder vom Erkrankten selbst, insoweit er noch dazu imstande ist, oder von einer bevollmächtigten Person abgearbeitet werden.

1. Setzen Sie sich mit Ihrer Kranken-/Pflegekasse in Verbindung und stellen Sie dort einen Antrag auf Leistungen der Pflegeversicherung.
2. Gehen Sie sicher, dass Ihnen die Pflegekasse direkt nach Eingang

des Antrags eine Vergleichsliste über Leistungen und Vergütungen übermittelt.

3. Sie haben Anspruch auf eine umfassende Beratung. Insbesondere bei einem Erstantrag hat die Pflegekasse Ihnen unmittelbar nach Antragseingang einen Beratungstermin anzubieten, der spätestens innerhalb von zwei Wochen durchzuführen ist. Alternativ stellt Ihnen die Pflegekasse einen Beratungsgutschein aus, den Sie in einer Beratungsstelle Ihrer Wahl innerhalb der zwei Wochen einlösen können. Auf Wunsch kann der Pflegeberater zu Ihnen nach Hause kommen. Private Pflege-Pflichtversicherungen bieten die Pflegeberatung durch das Unternehmen »COMPASS Private Pflegeberatung« zu Hause, in einer stationären Einrichtung, im Krankenhaus oder einer Rehabilitationseinrichtung an. Sie erreichen das Unternehmen unter 0800-1018800.

4. Die Pflegekasse beauftragt den Medizinischen Dienst der Krankenversicherung oder andere unabhängige Gutachter zur Feststellung der Pflegebedürftigkeit.

5. Für die Begutachtung ist es hilfreich, wenn Sie zuvor ein Pflegetagebuch geführt haben, in dem Sie notieren, inwieweit Hilfe beispielsweise beim Waschen, Anziehen, Essen nötig ist und wie viel Zeit sie in Anspruch nimmt.

6. Die betreuende Person sollte in jedem Fall anwesend sein, um Fragen beantworten zu können und Alltagssituationen zu schildern.

7. Die betreuende Person sollte sich vorab Gedanken machen, ob sie die Betreuung allein übernehmen oder ergänzende bzw. umfassende Unterstützung durch einen ambulanten Pflegedienst in Anspruch nehmen möchte.

8. Ist die Pflege zu Hause nicht möglich, können Sie sich über geeignete stationäre Pflegeeinrichtungen beraten lassen.

9. Weitere Informationen erhalten Sie über das Bürgertelefon des Bundesgesundheitsministeriums für Gesundheit unter 030-340606602.

Wie bekommt man finanzielle Unterstützung?

Die Pflege eines Alzheimererkrankten ist sehr teuer. Die Kosten liegen pro Jahr durchschnittlich bei rund 44 000 Euro. Dabei entfallen 2,5 Prozent auf die gesetzliche Krankenversicherung, 29,6 Prozent auf die gesetzliche Pflegeversicherung und 67,9 Prozent auf die Familie. Bei der Unterbringung in einem Pflegeheim mit der Pflegestufe II kostet der Heimplatz 2800 Euro. Die Pflegeversicherung übernimmt hiervon 1278 Euro. Die verbleibenden 1522 Euro muss der Patient selbst tragen. Je spezialisierter ein Heim ist, umso teurer kann es sein.

Die Höhe der Leistungen der Pflegeversicherung ist abhängig von dem tatsächlichen Aufwand, der bei Körperpflege, Ernährung und Mobilität benötigt wird. Die Einstufung des Medizinischen Dienstes der Krankenversicherung unterteilt sich in drei Stufen.

Pflegestufe I – Erhebliche Pflegebedürftigkeit

Erhebliche Pflegebedürftigkeit liegt vor, wenn mindestens einmal täglich ein Hilfebedarf bei mindestens zwei Verrichtungen aus einem oder mehreren Bereichen der Grundpflege (Körperpflege, Ernährung oder Mobilität) erforderlich ist. Zusätzlich muss mehrfach in der Woche Hilfe bei der hauswirtschaftlichen Versorgung benötigt werden. Der wöchentliche Zeitaufwand muss im Tagesdurchschnitt mindestens 90 Minuten betragen, wobei auf die Grundpflege mehr als 45 Minuten entfallen müssen.

Pflegestufe II – Schwerpflegebedürftigkeit

Schwerpflegebedürftigkeit liegt vor, wenn mindestens dreimal täglich zu verschiedenen Tageszeiten ein Hilfebedarf bei der Grundpflege (Körperpflege, Ernährung oder Mobilität) erforderlich ist. Zusätzlich muss mehrfach in der Woche Hilfe bei der hauswirtschaftlichen Versorgung benötigt werden. Der wöchentliche Zeitaufwand muss im Tagesdurchschnitt mindestens drei Stunden betragen, wobei auf die Grundpflege mindestens zwei Stunden entfallen.

Pflegestufe III – Schwerstpflegebedürftigkeit

Schwerstpflegebedürftigkeit liegt vor, wenn der Hilfebedarf bei der Grundpflege so groß ist, dass er jederzeit gegeben ist und Tag und Nacht (rund um die Uhr) anfällt. Zusätzlich muss die pflegebedürftige Person mehrfach in der Woche Hilfe bei der hauswirtschaftlichen Versorgung benötigen. Der wöchentliche Zeitaufwand muss im Tagesdurchschnitt mindestens fünf Stunden betragen, wobei auf die Grundpflege (Körperpflege, Ernährung oder Mobilität) mindestens vier Stunden entfallen müssen.

Härtefallregelung

Sind die Voraussetzungen der Pflegestufe III erfüllt und liegt ein außergewöhnlich hoher bzw. intensiver Pflegeaufwand vor, kann die Härtefallregelung in Anspruch genommen werden. In diesem Fall gibt es höhere Sachleistungen.

Für die Feststellung eines außergewöhnlich hohen Pflegeaufwands im Sinne der Härtefallregelungen ist Voraussetzung, dass:

- die Hilfe bei der Grundpflege (Körperpflege, der Ernährung oder der Mobilität) mindestens sechs Stunden täglich, davon mindestens dreimal in der Nacht, erforderlich ist. Bei Pflegebedürftigen in vollstationären Pflegeeinrichtungen ist auch die auf Dauer bestehende medizinische Behandlungspflege zu berücksichtigen.
- alternativ die Grundpflege für den Pflegebedürftigen auch nachts nur von mehreren Pflegekräften gemeinsam (zeitgleich) erbracht werden kann. Wenigstens bei einer Verrichtung tagsüber und nachts muss dabei neben einer professionellen mindestens eine weitere Pflegeperson tätig werden, die nicht bei einem Pflegedienst beschäftigt sein darf (zum Beispiel ein Angehöriger). Durch diese Festlegung soll erreicht werden, dass nicht mehrere Pflegekräfte eines Pflegedienstes tätig werden müssen. Zusätzlich muss ständige Hilfe bei der hauswirtschaftlichen Versorgung erforderlich sein.

Jedes der beiden Merkmale erfüllt bereits für sich die Voraussetzungen eines qualitativ und quantitativ weit über das übliche Maß der Grundvoraussetzung der Pflegestufe III hinausgehenden Pflegeaufwandes.

Neuer Pflegebedürftigkeitsbegriff

Die Bundesregierung plant, einen neuen Pflegebedürftigkeitsbegriff einzuführen. Mit dem neuen Pflegebedürftigkeitsbegriff soll das bisherige System der drei Pflegestufen durch fünf Pflegegrade ersetzt werden. Dadurch kann dem individuellen Unterstützungsbedarf aller Pflegebedürftiger besser Rechnung getragen werden. Neben körperlichen Einschränkungen werden auch Einschränkungen einbezogen, die etwa bei Demenzkranken häufig vorkommen.

Personen mit dauerhaft erheblich eingeschränkter Alltagskompetenz, die zwar einen Hilfebedarf im Bereich der Grundpflege und hauswirtschaftlichen Versorgung haben, jedoch noch nicht die Voraussetzungen für eine Einstufung in die Pflegestufe I erfüllen, haben bereits seit dem 1. Juli 2008 Anspruch auf einen Betreuungsbetrag in Höhe von 100 oder 200 Euro im Monat. Man spricht hier von der sogenannten »Pflegestufe 0«.

Sozialhilfe

Reicht die Leistung der Pflegeversicherung nicht zur Deckung des tatsächlichen Bedarfs, besteht ein Anspruch auf Hilfe durch das Sozialamt. Dabei wird das eigene Einkommen und Vermögen des Patienten mit eingebracht. Zudem sind Kinder und Ehepartner zum Unterhalt verpflichtet. Die Sozialhilfe kann beim zuständigen Sozialamt beantragt werden.

Der Schwerbehindertenausweis bringt zahlreiche Vorteile und kann ebenfalls beim Sozialamt beantragt werden:
- steuerliche Vorteile bei der Lohn- und Einkommenssteuer
- Ermäßigung der Kraftfahrzeugsteuer
- Freifahrten mit öffentlichen Verkehrsmitteln auch für Begleitpersonen
- Befreiung von Rundfunk- und Telefongebühren
- Zuschüsse zur Wohnraumanpassung

CHECKLISTE DER ALZHEIMER ANGEHÖRIGEN INITIATIVE E.V.

Klären Sie die rechtlichen und finanziellen Fragen

- Die Familie sollte bald nach der Diagnose mit dem Patienten gemeinsam Pläne machen, wie es finanziell weitergehen soll.
- Die Familie sollte sich beizeiten überlegen, was bei zu erwartenden Kompetenzverlusten des Patienten zu tun ist.
- Die Familie sollte sich von einem Rechtsanwalt beraten lassen, der sich auf Betreuungsrecht, Vorsorgevollmacht, Patiententestament etc. spezialisiert hat.

Informieren Sie sich über die Leistungsfähigkeit der Sozialstationen in Ihrer Nähe

- Zu welchen Dienstleistungen ist das Personal qualifiziert, ist es im Umgang mit Demenzkranken ausgebildet, und wird den besonderen Bedürfnissen Demenzkranker Rechnung getragen?
- Sozialstationen sollten auch eine wichtige Entlastungsbetreuung vornehmen können, sodass sich die Hauptpflegeperson hin und wieder für einige Stunden aus der Pflege herausziehen kann.
- Sozialstationen kennen infrage kommende Tages- und Kurzzeitpflegeeinrichtungen für den Fall, dass die Hauptpflegeperson vorübergehend verhindert ist.

Achten Sie auf eine kompetente medizinische Versorgung

- Hausärzte sollten wichtige begleitende Unterstützung leisten und zur Diagnose und Ausarbeitung eines Behandlungsplans an Fachärzte überweisen.
- Fachärzte und Memory-Kliniken stellen kompetente Diagnosen, Nachuntersuchungen und Verlaufskontrollen für Alzheimer-Kranke.
- Pflegekräfte können Unterstützung, Anleitung und geduldige Beaufsichtigung des Kranken leisten.

Holen Sie sich die notwendige Anleitung und Entlastung für die Pflege

- Es gibt zahlreiche Bücher, Broschüren und Kurse zu unterschiedlichsten Themen, die bei der Alzheimer-Krankheit beachtet werden müssen.
- Es gibt regionale Selbsthilfegruppen und eine entsprechende Seite im Internet.
- Beziehen Sie Freunde und die Familie in die Pflege mit ein.

Achten Sie stets auf die Sicherheit und das Wohlbefinden des Kranken

- Da alle Patienten früher oder später auf permanente fremde Hilfe angewiesen sind, sollten Sie sich beizeiten über die dann erforderliche Unterbringung des Kranken kümmern.
- Alle Patienten werden schnell durch das Autofahren überfordert und müssen es frühzeitig aufgeben.
- Das Umfeld des Alzheimer-Kranken sollte hinsichtlich der Si-

cherheit und des Wohlbefindens des Kranken angepasst werden.

Nehmen Sie mit Ihrer Alzheimer-Gesellschaft Kontakt auf

- Die Alzheimer-Gesellschaften leisten Hilfe zu allen Themen auf dieser Checkliste und vielen anderen Punkten.
- Werden Sie Mitglied der Alzheimer Angehörigen-Initiative.

DEUTSCHE ALZHEIMER-GESELLSCHAFT E. V. – SELBSTHILFE DEMENZ

Bundesweit hat die Deutsche Alzheimer Gesellschaft Mitgliedschaften, die professionelle Beratung für Angehörige, Betroffene, aber auch professionelle Helfer bieten. Zusätzlich gibt es zahlreiche Angehörigen- und Selbsthilfegruppen sowie Beratungsstellen, die entweder über die Homepage www.deutschealzheimer.de, das Servicetelefon 030/259 37 95 14 oder die Mitgliedschaften zu erfahren sind.

Bezeichnung	Adresse	Telefon/ Homepage	Ansprechpartner
Alzheimer Gesellschaft Dresden e.V.	Krenkelstraße 22, 01309 Dresden	0351/4413572, www.alzheimergesellschaft-dresden.de	Mike Ohnesorge
Alzheimer Gesellschaft Radebeul-Meißner Land e.V.	Altkötzschenbroda 20, 01445 Radebeul	0351/2656561, www.alzheimer-radebeul.de	Eva Helms
Meißner Selbsthilfegruppe Demenz e.V.	Köhlerstr. 1, 01662 Meißen	03521/408900, 0174/3016587	Steffen Kummerlöw
Alzheimer Angehörigen-Initiative Leipzig e.V.	Höltystr. 30, 04289 Leipzig	0341/86329906, www.demenz-leipzig.de	Dr. Josef Hille
Alzheimer Gesellschaft Sachsen e.V.	Westring 36, c/o Kasprick, 04519 Rackwitz	0172/3640003, 034203/42121, www.alzheimergesellschaft-sachsen.de	Lysann Kasprick
Alzheimer-Gesellschaft Plauen-Vogtland e.V. -Selbsthilfe Demenz-	Kopernikusstr. 31, c/o Kath. Seniorenzentrum St. Elisabeth, 08523 Plauen	03741/70090, 03741/131271 (privat)	Klaus Wudmaska
Deutsche Alzheimer Gesellschaft Chemnitz und Umgebung e.V. Arbeitskreis Demenz	Müllerstraße 12, 09113 Chemnitz	0371/9189684, www.demenz-chemnitz.de	Susanne Biltz
Alzheimer-Gesellschaft Berlin e.V.	Friedrichstr. 236, 10969 Berlin	030/89094357, www.alzheimer-berlin.de	Christa Matter
Alzheimer Angehörigen-Initiative e.V.	Reinickendorfer Str. 61 (Haus 1), 13347 Berlin	030/47378995, www.alzheimer-organisation.de	Rosemarie Drenhaus-Wagner
Alzheimer-Gesellschaft Brandenburg e.V.	Stephensonstr. 24-26, 14482 Potsdam	0331/7409008, www.alzheimer-brandenburg.de	Angelika Winkler
Deutsche Alzheimer Gesellschaft Landesverband Mecklenburg-Vorpommern e.V. Selbsthilfe Demenz	Schwaaner Landstr. 10, 18055 Rostock	0381/8008220, www.alzheimer-mv.de	Jürgen Kanthak
Alzheimer Gesellschaft Landkreis Harburg e.V.	Steinbecker Str. 44, c/o Psychiatrische Tagesklinik Buchholz (am Buchholzer Krankenhaus), 21444 Buchholz	04181/133636, www.alzheimergesellschaft-harburg.de	Joachim Paulun, Axel Wachtlin

Organisation	Adresse	Kontakt	Ansprechpartner
Alzheimer Selbsthilfegruppe Hollenstedt e.V.	Wennersdorfer Kirchweg 15 21279 Hollenstedt	04165/80921 04165/971144	Gerhard Strich, Jutta Schmidt
Alzheimer Gesellschaft Lüneburg e.V.	Apfelallee 3a 21337 Lüneburg	04131/766656 www.freie-soziale-dienste.de	Kathrin Benecke
Alzheimer Gesellschaft Kreis Herzogtum Lauenburg e.V.	Schürtberg 12a 21502 Geesthacht	04152/838727	Sibylle Kircher
Alzheimer-Gesellschaft Cuxland e.V.	Bahnhofstr. 15 21762 Otterndorf	04751/3014 04721/29123 www.freie-soziale-dienste.de	Monika Kirsch
Alzheimer Gesellschaft Hamburg e.V.	Wandsbeker Allee 68 22041 Hamburg	040/68913625 040/472538 www.alzheimer-hamburg.de	Tobias Götting
Alzheimer Gesellschaft Schleswig-Holstein/LV e.V.	Alter Kirchenweg 33-41 22844 Norderstedt	040/30857987 www.demenz-sh.de www.alzheimer-sh.de	Swen Staack
Alzheimer Gesellschaft Norderstedt-Segeberg e.V.	Heidbergstr. 28 22846 Norderstedt	040/52883830 www.alzheimer-segeberg.de	Ulrich Mildenberger
Alzheimer Gesellschaft Stormarn e.V.	Manfred-Samusch-Str. 9 22926 Ahrensburg	04102/822222 www.alzheimer-stormarn.de	Helma Schuhmacher
Alzheimer Gesellschaft Lübeck und Umgebung e.V.	Hansering 3 23558 Lübeck	0451/38949311 www.alzheimer-luebeck.de	Heidi Damberg
Alzheimer-Gesellschaft-Ratzeburg im Herzogtum Lauenburg e.V.	Schmilauer Straße 108 23909 Ratzeburg	04544/1377 0175/1125900 (Sorgentelefon) www.alzheimer-gesellschaft-ratzeburg.de	Michael Stark, Pia Meifert, Barbara Kollenbrandt
Alzheimer Gesellschaft Kiel e.V	Gneisenaustr. 2 24105 Kiel	0431/7055191 www.alzheimer-kiel.de	Marion Karstens
Alzheimer Gesellschaft Kreis Plön – Selbsthilfe Demenz e.V.	Jittbuschtwiete 14 24306 Kossau	04522/5927050 www.alzheimer-kreis-ploen.de	Christina Balzer
Alzheimer Gesellschaft im Kreis Rendsburg-Eckernförde e.V.	An der Marienkirche 21 24768 Rendsburg	04331/29494 www.alzheimer-rd-eck.de	Heidi Kell

Organisation	Adresse	Kontakt	Ansprechpartner
Alzheimer Gesellschaft in der Region Schleswig e.V.	Königstr. 1 c/o Diakonie-Sozialstation St. Elisabeth 24837 Schleswig	04621/290595	Herr Hahneberg
Alzheimer Gesellschaft Flensburg und Umgebung e.V.	Wrangelstr. 18 c/o Haus der Familie 24937 Flensburg	0160/4829093 www.alzheimer-flensburg.de	Jens Meier
Alzheimer Gesellschaft Kreis Pinneberg e.V.	Heinrich-Christiansen-Straße 45 25421 Pinneberg	04101/842331 www.alzheimerpinneberg.de	Rita Rohwedder
Alzheimer Gesellschaft Dithmarschen e.V.	Große Westerstr. 7 25746 Heide	0481/3723653 www.alzheimergesellschaft-dithmar-schen.de	Steffi Kemink
Alzheimer Gesellschaft Nordfriesland e.V.	Stadtweg 44 25813 Husum	0163/6306691	Dr. Carsten Thoroe
Alzheimer Gesellschaft Oldenburg e.V.	Lindenstr. 12a c/o BeKos 26123 Oldenburg	0441/9266939 www.alzheimer-oldenburg.de	Brunhilde Becker, Johanna Erfeling
Alzheimer Gesellschaft Wilhelmshaven-Friesland e.V.	Siedlerweg 10 26384 Wilhelmshaven	04421/70443	Rosemarie Groß
Alzheimer Gesellschaft Emden/Ostfriesland Selbsthilfe Demenz	Memmostr. 29 26725 Emden	0175/9789100	Hildegard Krüger
Alzheimer Gesellschaft Papenburg/Emsland e.V.	Rathausstr. 13 c/o Berufsfachschule für Altenpflege 26871 Papenburg	04961/3030	Jürgen Kothe
Alzheimer Gesellschaft Bremerhaven e.V.	Brommystr. 5 27570 Bremerhaven	0471/207887	Stefan Kolb
Pro Dem e.V. zur regionalen Versorgung alter Menschen mit Hirnleistungsstörungen	Bremer Str. 7 28816 Stuhr	0421/8983344 www.prodem-stuhr-weyhe.de	Eberhard Hesse
Alzheimer Gesellschaft Lilienthal und Umzu e.V.	Viehreihe 20 28865 Lilienthal	0173/6784777 0151/24253048 www.alzheimer-gesellschaft-lilienthal.de	Ingeborg Manowski

Organisation	Adresse	Kontakt	Ansprechpartner
Alzheimer-Gesellschaft Lüchow-Dannenberg e.V. Selbsthilfe Demenz	Waldweg 3 29475 Gorleben-Meetschow	05882/987981 www.alzheimer-ld.de	Ute Jannes
Alzheimer- und Demenzkrankengesellschaft Schneverdingen e.V.	Am Brink 1 29640 Schneverdingen	05193/982688 www.alzheimer-demenz-schneverdingen.de	Marion Borchardt
Alzheimer Gesellschaft Niedersachsen e.V	Osterstr. 27 30159 Hannover	0511/2157465 www.alzheimer-niedersachsen.de	Dr. Jürgen Brommer
Alzheimer Gesellschaft Hannover e.V.	Osterstr. 27 30159 Hannover	0511/7261505 www.alzheimergesellschaft-hannover.de	Theresia Urbons
Alzheimergesellschaft e.V. für Stadt und Landkreis Hildesheim	Hammersteinstr. 7 31137 Hildesheim	05121/7597530 www.alzheimer-hildesheim.de	Helga Kassebom
Leben mit Demenz – Alzheimer Gesellschaft Landkreis Nienburg/Weser e.V.	Ziegelkampstr. 20 31582 Nienburg	05021/9034181 www.alzheimergesellschaft-nienburg.de	Marlies Wienert, Peter Vogt
Alzheimer Gesellschaft Hameln-Pyrmont e.V.	Osterstraße 46 31785 Hameln	05115/576113	Dr. Willmut Wolf
Alzheimer Gesellschaft Region Herford-Bad Salzuflen e.V.	Berrold-Brecht-Str. 11 32120 Hiddenhausen	05221/66779	Karin Alex
Leben mit Demenz – Alzheimergesellschaft Kreis Minden-Lübbecke e.V.	Goethestr. 42 32427 Minden	0571/9742967 www.leben-mit-demenz.info	Harriet Heier
Alzheimer Gesellschaft Kreis Gütersloh e.V.	Am Bachschemm 2 c/o Seniorenzentrum Gütersloh 33330 Gütersloh	0152/2592426 www.alzheimer-guetersloh.de	Dr. Gerhard Nübel
Alzheimer Gesellschaft Bielefeld e.V.	Niederwall 65 33602 Bielefeld	0521/84347	Michael Busse-Bekemeier

Organisation	Adresse	Kontakt	Ansprechpartner
Alzheimer Gesellschaft Schwalm-Eder	Kasseler Str. 80 Asklepios Schwalm-Eder-Kliniken GmbH 34212 Melsungen	05661/777155	Dr. med. Jens Zemke
Alzheimer Gesellschaft Marburg-Biedenkopf e.V.	Am Grün 16 35037 Marburg	06421/690393 www.alzheimer-mr.de	Angela Schöne-mann
Alzheimer Gesellschaft Gießen e.V.	Wetzsteinstr. 9 35390 Gießen	0641/30190285	Juliane Vogel
Alzheimer Gesellschaft Mittelhessen e.V.	Geiersberg 15 35578 Wetzlar	06441/43742 www.alzheimer-gesellschaft-mittel-hessen.de	Bettina Rath
Alzheimer Gesellschaft Dill e.V.	Auf der Bitz 2 c/o »Die Brücke« 35767 Breitscheid	02777/660 www.ldk-demnet.de	Hans-Joachim Wagner
Alzheimer Gesellschaft Göttingen e.V.	Rosdorfer Weg 70 37081 Göttingen	0551/4021113 www.alzheimer-goettingen.de	Markus Gerlach
Alzheimer Gesellschaft Werra-Meißner e.V.	Vor dem Brückentor 4 37269 Eschwege	05651/3354179 05651/10225 www.alzheimer-wmk.de	Elke Hengse
Alzheimer Gesellschaft Region Harz e.V.	Harzstr. 47 37447 Wieda	05586/8040 05586/800617 www.demharz.de	Jutta Kindereit, Dr. Manutschehr Daneschdar
Alzheimer Gesellschaft Braunschweig e.V.	Triftweg 73 c/o Ambet e.V. 38118 Braunschweig	0531/2565740 www.alzheimer-braunschweig.de	Gertrud Ter-hürne
Alzheimer Gesellschaft im Landkreis Gifhorn e.V.	Braunschweiger Str. 137 38518 Gifhorn	05371/895697 www.alzheimer-gifhorn.de	Dr. Hannelore Demski
Alzheimer Gesellschaft im Landkreis Goslar e.V.	Von-Garßen-Str. 6 Paritätischer Wohlfahrtsverband Niedersachsen e.V. KV Goslar 38640 Goslar	05321/3920116 www.paritaetischer.de	Sven Dickfeld

Alzheimer Gesellschaft Sachsen-Anhalt e.V.	Am Denkmal 5 39110 Magdeburg	0391/2589060 www.alzheimergesellschaft-md.de	Birgitt Opitz
Landesverband der Alzheimer Gesellschaften Nordrhein-Westfalen e.V.	Bergische Landstr. 2 40629 Düsseldorf	0211/24086910 www.alzheimer-nrw.de	Regina Schmidt-Zadel
Alzheimer Gesellschaft Düsseldorf & Kreis Mettmann e.V.	Bergische Landstr. 2 40629 Düsseldorf	0211/2801759 www.alzheimer-duesseldorf-mettmann.de	Monika Boot
Alzheimer Gesellschaft Mönchengladbach e.V.	Königstr. 151 41236 Mönchengladbach	02166/455102 www.alzheimer-mg.de	Irene Mäurer
Alzheimer Gesellschaft Kreis Neuss/Nordrhein e.V.	Mohnstr. 48 41466 Neuss	02131/222110 www.alzheimer-neuss.de	Sandra Menge
Alzheimer Gesellschaft Wuppertal und Umgebung e.V.	Paul-Matthey-Str. 7 42369 Wuppertal	01520/6181069 www.alzheimergesellschaft-wuppertal.de	Renate Hedderich, Jochen Schmidt
Alzheimer Gesellschaft Dortmund e.V.	Kattenkuhle 49 44269 Dortmund	0231/7246611 www.alzheimer-dortmund.de	Heide Römer
Alzheimer Gesellschaft Bochum e.V.	Universitätsstr. 77 44789 Bochum	0234/337772 www.alzheimer-bochum.de	Jutta Meder
Alzheimer Selbsthilfegruppe Essen e.V.	Schroertal 20 c/o »Wiese« 45257 Essen	0201/45139199	Margarete Sager
Alzheimer Gesellschaft Essen e.V.	Germaniastr. 1-3 c/o Memory Klinik Essen 45356 Essen	0201/897-6133 www.alzheimer-essen.de	Dr. Hartmut Fahnenstich
Alzheimer Gesellschaft Mülheim an der Ruhr e.V.	Tourainer Ring 4 45468 Mülheim	0208/99107670	Annette Sommerhoff
Alzheimer Gesellschaft Hattingen und Sprockhövel e.V.	Oststraße 1 45525 Hattingen	02334/685620 www.alzheimer-hattingen-sprockhoevel.de	Maria-Elisabeth Warnecke
Alzheimer Gesellschaft Vest Recklinghausen e.V.	Mühlenstraße 27 Haus der Caritas 45659 Recklinghausen	02361/4858088 www.alzheimer-recklinghausen.de	Patrick Schmidt

Organisation	Adresse	Kontakt	Ansprechpartner
Alzheimer Gesellschaft Gelsenkirchen/proDem e.V.	Vattmannstr. 2-8 45879 Gelsenkirchen	0209/1693538 alzheimer-gelsenkirchen.de	Ingrid Wüllscheidt
Alzheimer Gesellschaft Duisburg e.V.	Wintgensstr. 63-71 c/o AWO-Seniorenzentrum 47058 Duisburg	0203/3095104 www.alzheimer-duisburg.de	Beate Gaffga
Alzheimergesellschaft im Kirchenkreis Moers für den Niederrhein e.V.	Gabelsbergerstr. 2 47441 Moers	02841/100179 02841/100153 www.alzheimergesellschaft-moers.de	Michael Ziebuhr, Albert Sturtz
Alzheimer-Gesellschaft Krefeld e.V.	Dießemer Bruch 79-81 47805 Krefeld	02151/3347156 www.alzheimer-krefeld.de	Dr. H.-J. von Giesen
Alzheimer Gesellschaft Münster e.V.	Tannenbergstr. 1 48153 Münster	0251/780397 www.alzheimer-muenster.de	Beate Nieding
Alzheimer Gesellschaft im Kreis Coesfeld e.V.	Am Schlossgarten 10 c/o Klinik am Schlossgarten GmbH Dülmen 48249 Dülmen	02594/9201 www.alzheimer-coesfeld.de	Elke Dieker
Alzheimer Gesellschaft im Kreis Steinfurt e.V.	Burgstr. 7 48268 Greven	02571/4680	Monika Erben
Alzheimer Gesellschaft Osnabrück e.V. Selbsthilfe Demenz	Johannisfreiheit 11a 49074 Osnabrück	0541/58049274 05407/859131 www.alzheimer-os.de	Ingrid Schaal
Alzheimer Gesellschaft Lohne / Dinklage e.V.	Franziskusstr. 6 49393 Lohne	04442/81-0 04442/81-310 www.dr-a-rahn.homepage.t-online.de	Dr. Andreas Rahn
Alzheimer-Gesellschaft AUFWIND Brühl e.V.	Liblarer Str. 10 50321 Brühl	0163/3363690 02232/1502191 www.aufwind-bruehl.de	Wiebke Szameit
Alzheimer Gesellschaft Rhein-Erft-Kreis e.V.	Bonnstr. 195a 50354 Hürth	0171/9388800	Dr. Sibylle Schreckling
Alzheimer Gesellschaft Köln e.V.	Lübecker Str. 6 50858 Köln	02234/979012 www.alzheimer-koeln.de	Wolfgang Schneider, Gabriela Zander-Schneider

Organisation	Adresse	Kontakt	Ansprechpartner
Alzheimer Gesellschaft im Bergischen Land e.V.	Marie-Juchacz-Str. 7 51645 Gummersbach	02261/815575	Ursula Wolf
Alzheimergesellschaft StädteRegion Aachen e.V., Selbsthilfe Demenz	Alexianergraben 33 c/o Alexianer Krankenhaus Aachen 52062 Aachen	0241/44599207 www.alzheimergesellschaft-aachen.de	Jörg Limbrock, Dr. Andreas Theilig
Alzheimer Gesellschaft Kreis Düren e.V.	Baptist-Palm-Platz 1 52393 Hürtgenwald-Vossenack	0800/9999040 (Beratungstelefon) 0249/94060 www.alzheimer-kreis-dueren.de	Helmut Rüttgers
Alzheimer Gesellschaft Kreis Heinsberg e.V.	Valkenburger Str. 45 52525 Heinsberg	02452/135311	Dr. Christian Isensee
Alzheimer Gesellschaft Bonn e.V.	Lohrbergweg 13 53227 Bonn	0228/460601 www.alzheimer-gesellschaft-bonn.de	Christiane Schneider
Alzheimer Gesellschaft Kreis Euskirchen e.V.	Augenbroicher Str. 54 53879 Euskirchen	02251/80666 www.alzheimer-euskirchen.de	Dagmar Harder
Demenzzentrum e.V.	Engelstr. 31 54292 Trier	0651/4604747 www.demenzzentrumtrier.de	Prof. Dr. med. B. Krönig, Uschi Wihr
Alzheimer Gesellschaft Region Trier e.V.	Graf-Siegfried-Str. 32 54439 Saarburg	06581/9985882 www.deutsche-alzheimer.de	Ulrike Berg
Alzheimer Initiative Rheinland-Pfalz e.V.	Breite Straße 9 55124 Mainz	06131/9433421 www.alzheimer-initiative-rheinland-pfalz.de	Dr. Bettina Ostermann-Vogt
Alzheimer Gesellschaft Westerwald e.V.	Birkenweg 9 56269 Marienhausen	02689/9259801 0170/8356566	Ramona Mika-Lorenz
Alzheimer Gesellschaft nördliches Rheinland-Pfalz e.V.	Schulstr. 24a 56736 Kottenheim	02651/409012 www.alzheimer-n-rlp.de	Sigrun Martini
Alzheimer Gesellschaft Siegen e.V.	Birkenweg 18 57234 Wilnsdorf	0271/390521 www.alzheimer-siegen.de	Liselotte Zabel

Organisation	Adresse	Kontakt	Ansprechpartner
Alzheimer Gesellschaft Hochsauerlandkreis e.V.	An der Lied 1 c/o Seniorenwohnen im Park 57392 Bad Fredeburg	02974/6795 www.alzheimer-hsk.de	Petra Vollmers-Frevel
Alzheimer – Demenz Selbsthilfegruppe Hagen e.V.	Frankstr. 4 58135 Hagen	02331/2046758 0174/5137257 0157/834773970 www.alzheimergruppe-hagen.de	Claudine Scharfenberg
Alzheimer Gesellschaft Hamm e.V.	Alter Uentroper Weg 24 59071 Hamm	02381/8768859	Dr. Dr. Hanns-Manfred Niemczyk, Wera Witkowski
Alzheimer Gesellschaft im Kreis Warendorf e.V.	Wilhelmstraße 5 59227 Ahlen	02382/4090 www.alzheimer-warendorf.de	Martin Kamps
Alzheimer-Gesellschaft im Kreis Soest e.V.	Schwemeckerweg 1 59494 Soest	02921/9810512 0176/24624051 www.alzheimer-soest.de	Monika Ismar
Alzheimer Gesellschaft Frankfurt/M. e.V.	Heinrich-Hoffmann-Str. 3 60528 Frankfurt	069/6776633 www.frankfurt-alzheimer.de	Ruth Müller
Selbsthilfe Demenz Alzheimer Gesellschaft Wetteraukreis e.V.	Johann-Peter-Schäfer-Str. 3 61169 Friedberg	06031/891190	Melanie Griffiths
Alzheimer Gesellschaft Region Offenbach e.V.	Elisabethenstr. 51 63071 Offenbach	069/87876506 www.alzheimer-gesellschaft-offenbach.de	Stephan Detig
Alzheimer Gesellschaft Main-Kinzig e.V.	Spessartstr. 24 63517 Rodenbach	06184/95840 www.alzheimer-mkk.de	Hans Burckhardt
Alzheimer Gesellschaft Untermain e.V. – Selbsthilfe Demenz	Postfach 11 01 48 63777 Obernburg	0151/55690616 www.alzheimer-untermain.de	Sabine Geipel
Beratungsstelle der Alzheimer Gesellschaft Kahlgrund e.V.	Laudenbacherstr. 16 63825 Schöllkrippen	06024/1844 06024/7287	Barbara Fleckenstein, Ingeborg Pfaff
DemenzForumDarmstadt e.V.	Bad Nauheimer Str. 9 64289 Darmstadt	06151/967996 www.demenzforumdarmstadt.de	Dorothee Munz-Sundhaus

Organisation	Adresse	Kontakt	Ansprechpartner
Alzheimer Gesellschaft Hessen e.V.	Bad Nauheimer Str. 9 64289 Darmstadt	06151/967996	Brigitte Harth
Alzheimer Gesellschaft Wiesbaden e.V.	Am Schlosspark 75 b Haus Louise 65203 Wiesbaden	0611/724420 0611/724423-12 (S. Hoffmann) 0611/724423-14 (F. Knörr) www.alzheimer-wiesbaden.de	Stephan Hoffmann (Fachberatung), Anja Selle-Uersfeld (Geschäftsstelle), Franziska Knörr (Entlastungsangebote)
Alzheimer und Demenzkrankengesellschaft Rüsselsheim e.V.	Frankfurter Str. 12 Haus der Senioren 65428 Rüsselsheim	06142/210373 www.pluleb.de	Mathilde Schmitz
Deutsche Alzheimer Gesellschaft Landesverband Saarland e.V.	Universitätsklinik, Gebäude 90/3 66421 Homburg	01805/336369 (Alzheimer-Telefon)	Michael Rösler
Demenz-Verein Saarlouis e.V. (Tagesstätte »Villa Barbara«)	Ludwigstr. 5 66740 Saarlouis	06831/4881814 www.alzheimer-gesellschaft-rhpf.de	Walter-Rudolf Lehmann
Alzheimer Gesellschaft Baden-Württemberg e.V.	Friedrichstr. 10 70174 Stuttgart	0711/24896-60 www.alzheimer-bw.de	Sylvia Kern (weitere Selbsthilfegruppen in Baden-Württemberg über die Homepage)
Alzheimer Gesellschaft Mittelbaden e.V.	c/o Rechtsanwaltskanzlei Rheinstr. 48 76532 Baden-Baden	07221/302170 (Nummer der Kanzlei) www.alzheimer-mittelbaden.de	Michael Scholz
Alzheimer Gesellschaft München e.V.	Josephsburgstr. 92 81673 München	089/475185 www.agm-online.de	Bianca Broda
Alzheimer Gesellschaft Landkreis München Süd e.V. Selbsthilfe Netzwerk Demenz	Münchner Str. 1 82008 Unterhaching	089/99248116 www.aglms.de	Jürgen Hoerner
Alzheimer Gesellschaft Pfaffenwinkel – Werdenfels e.V, Fachstelle für pflegende Angehörige Landkreis Weilheim-Schongau	Schützenstr. 26b 82362 Weilheim	0881/9276091 www.alzheimer-pfaffenwinkel.de	Petra Stragies, Antje Lau, Vlasta Dostalova

Organisation	Adresse	Kontakt	Ansprechpartner
Alzheimer Gesellschaft Berchtesgadener Land – Traunstein e.V.	Sammerlweg 8 83471 Schönau a. Königssee	08652/978042 www.alzheimergesellschaft-berchtes-gadener-land.de	Roswitha Moderegger, Eva Scharold, Ilse Schwemmer
Alzheimer Gesellschaft Oberland e.V. Selbsthilfe Demenz	Tölzer Str. 13 83607 Holzkirchen	08024/701837 www.alzheimer-oberland.de	Nadine Holzer, Bettina Schiebel
Alzheimer Gesellschaft Ingolstadt e.V.	Fauststr. 5 Fachstelle für pflegende Angehörige 85051 Ingolstadt	0841/8817732 www.alzheimer-gesellschaft-ingol-stadt.de	Ewa Meier, Sarah Strasser
Alzheimer Gesellschaft Landkreis Pfaffenhofen/Ilm e.V. Selbsthilfe Demenz	Hofberg 7 85276 Pfaffenhofen/Ilm	08441/879213 www.alzheimer-pfaffenhofen.de	Helga Inderwies
Alzheimer Gesellschaft Landkreis Ebersberg e.V.	Paulhuberweg 2-4 85560 Ebersberg	08092/22445 www.alzheimergesellschaft-ebersberg.de	Dr. Hans Gnahn
Alzheimer Gesellschaft Augsburg e.V.	Heilig-Kreuz-Str. 22 86152 Augsburg	0821/3199110 www.alzheimer-augsburg.de	Dr. Jens Schneider
Alzheimer Gesellschaft Allgäu e.V.	Reichsstr. 11 87435 Kempten	0831/52726163 www.alzheimergesellschaft-allgaeu.de	Silvia Schley
Alzheimer Gesellschaft Mittelfranken e. V.	Adam-Klein-Str. 6 90429 Nürnberg	0911/266126 www.alzheimer-mittelfranken.de	Dr. Elmar Gräßel
Deutsche Alzheimer Gesellschaft Landesverband Bayern e.V.	Wallensteinstr. 63 90431 Nürnberg	0911/4466784 www.alzheimer-bayern.de	Andrea Haug, Ulrike Kaufmann
Alzheimer Gesellschaft Stadt und Landkreis Ansbach e.V. (AGA)	Nürnberger Str. 32 91522 Ansbach	0981/51237 www.demenzhilfe-ansbach.de	Ivanka Perisic
Alzheimer Gesellschaft Oberpfalz e.V.	Prüfeninger Str. 86 93049 Regensburg	0941/9455937 www.oberpfalzheimer.de	Dr. Sigrid Woll
Alzheimer Gesellschaft e.V. Regionalgruppe Hof/Wunsiedel	Schillerstr. 11 95126 Schwarzenbach a.d.Saale	0171/6788455	Martha Link
Alzheimer Gesellschaft Bayreuth-Kulmbach e.V.	Nordring 2 95445 Bayreuth	0921/2833003 www.bt24.de/vereine/show/item/1954	Dr. Michael Schüler

			Sabine Seipp
Alzheimer Gesellschaft Würzburg Unterfranken e.V.	Bahnhofstr. 11 97070 Würzburg	0931/284357 www.alzheimerwueufr.de	
Alzheimer Gesellschaft Thüringen e.V.	Pfeiffersgasse 12 99084 Erfurt	0361/21031555 www.alzheimer-thueringen.de	Heidemarie Hawel, Doren Seidler

Demenz-Beratung für Gehörlose und Migranten

Bezeichnung	Adresse	Telefon/Homepage	Ansprechpartner
Kompetenzzentrum für gehörlose Menschen im Alter, insbesondere für Menschen mit Demenz	Carolinenstr. 10 01097 Dresden	0351/56340766 www.kompetenzzentren-gia.de	Angelika Gorn
Psychosozialer Treffpunkt für ältere Menschen mit türkischer Muttersprache	Turmstr. 21 DETA MED 10559 Berlin	030/36751527	Herr Gerngross
IdeM – Informationszentrum für demenziell und psychisch erkrankte sowie geistig behinderte MigrantInnen und ihre Angehörigen; Beratung auf Türkisch, Arabisch, Serbisch, Bosnisch, Kroatisch, Polnisch u.a.	Rubensstr. 84 12157 Berlin	030/85629657 www.idem-berlin.de	Belgin Habel
Beratung auf Russisch, Polnisch und Türkisch nach Vereinbarung	Woldenhorn 3 Alzheimer Gesellschaft Stormarn e.V. c/o Peter Rantzau-Haus 22926 Ahrensburg	04102/822222 www.alzheimer-stormarn.de	Helma Schuhmacher
Türkischsprachige Gruppe für Angehörige von Demenzkranken	Dockstr. 20 AWO Tagespflege im Ella-Ehlers-Haus 28237 Bremen	01525/6048869	Ayse Gök
Beratung zu Alzheimer und Demenz auf Farsi und Englisch	Harzstr. 47 Alzheimer Gesellschaft Region Harz e.V. 37447 Wieda	05586/80060	Manutscher Daneshdar

Demenz-Servicezentrum für Menschen mit Zuwanderungsgeschichte	Paulstr. 4 45889 Gelsenkirchen	0209/6048320 0209/6048328 0209/6048329 www.demenz-service-migration.de	Bedia Torun, Elena Maevskaya, Serpil-Sehray Kilic
Kompetenzzentrum für gehörlose Menschen im Alter, insbesondere für Menschen mit Demenz	Schäpenkamp 2 45276 Essen	0201/5023438 02011/4379877 (Bildtelefon) www.kompetenzzentren-gia.de	Anke Dieberg (h), Andrea Huckemeier (gl)
Beratung zu Alzheimer und Demenz auf Tschechisch	Schützenstr. 26b 82362 Weilheim	0881/9276091 www.alzheimer-pfaffenwinkel.de	Vlasta Dostalova
Persönliche Beratung zu Alzheimer und Demenz auf Polnisch; Infomaterial auch auf Russisch und Türkisch	Fauststr. 5 85051 Ingolstadt	0841/8817732 www.alzheimer-gesellschaft-ingolstadt.de	Ewa Meier, Karin Zeiler

GEDÄCHTNISSPRECHSTUNDEN

Das Besondere an den Gedächtnissprechstunden ist, dass eine fachlich fundierte Untersuchung nach der Überweisung durch einen Haus- oder Facharzt feststellen kann, ob es sich bei den Symptomen um eine sogenannte »gutartige« Vergesslichkeit im Alter oder ein krankhaftes Nachlassen der Gedächtnisleistung handelt. Die Untersuchung findet ambulant statt. Üblicherweise sind jedoch zwei bis drei Termine notwendig.

Der Termin beginnt mit einem ausführlichen Gespräch, in dem sowohl der Patient als auch die Angehörigen die Beschwerden schildern und die bisherigen Untersuchungen, die Krankengeschichte und eventuelle Medikamenteneinnahme darlegen.

Es folgen neurologische und körperlich-neurologische Untersuchungen sowie eine Blutentnahme, ein EKG und EEG (Herz- und Hirnströme), gegebenenfalls bildgebende Verfahren wie CCT und MRT des Kopfes.

In einem anschließenden Aufklärungsgespräch wird im Falle einer Demenz ein individueller Therapieplan erstellt, der eine ambulante Weiterbehandlung umfasst.

Die Klinik half mir ebenso wie Dr. Spittler, wenn ich nicht weiterwusste. Als mein Vater noch bei sich zu Hause lebte, rief er mich beispielsweise einmal vollkommen aufgelöst an und wollte, dass ich sofort komme. Auf dem Weg zu ihm fragte ich in der Klinik nach, was ich tun könnte, ob ich ihm Baldrian geben dürfte. Sie bestärkten mich, dass es in einer solchen Situation das Wichtigste sei, den Patienten behutsam zu beruhigen und ihm zu zeigen, dass alles in Ordnung ist.

Hier finden Sie nach aufsteigenden Postleitzahlen sortiert die Gedächtnissprechstunden in Ihrer Nähe.

Klinik	Standort	Adresse	Telefon/ Homepage	Ansprechpartner
Gedächtnisambulanz an der Klinik und Poliklinik für Psychiatrie und Psychotherapie		Fetscherstraße 74 01307 Dresden Sachsen	0351/4582797 www.uniklinikum-dres-den.de	Vjera Holthoff
Klinik u. Poliklinik f. Psychiatrie und Psychotherapie, Gedächtnisambulanz	Universitätsklinikum Leipzig AöR, Department f. psych. Gesundheit, Haus 13	Semmelweißstr. 10 04103 Leipzig Sachsen	0341/9724577 psychiatrie.uniklinikum-leipzig.de	Prof. Dr. med. H.-J. Gertz, Karen Müller
Psychiatrische Institutsambulanz – Gedächtnissprechstunde	Park-Krankenhaus Leipzig, Klinik für Psychiatrie, Psychotherapie und Psychosomatik	Morawitzstr. 2 04289 Leipzig Sachsen	0341/8641110 www.rhoen-klinikum-ag.com	Prof. Dr. Thomas W. Kallert, Dr. Antje Fischer-Cyrulies
Gerontopsychiatrische Ambulanz / Gedächtnissprechstunde Altenburg	Klinik für Psychiatrie, Psychotherapie und Psychosomatik Altenburg	Zeitzer Str. 28 04600 Altenburg Thüringen	03347/562207 www.lukasstiftung-alten-burg.de	Frau S. Krosse, Frau Dr. Hartwig
Sprechstunde für Patienten mit Gedächtnisstörungen, Klinikum Altenburger Land	Klinik für Neurologie, MVZ Schmölln	Robert-Koch-Straße 95 04626 Schmölln Thüringen	034491/30302 www.klinikum-altenbur-gerland.de	Dr. Juliane Kruse
Klinik und Poliklinik für Psychiatrie, Psychotherapie und Psychosomatik des Universitätsklinikums Halle – Demenzsprechstunde		Julius-Kühn-Str.7 06112 Halle Sachsen-Anhalt	0345/575-3640 www.medizin.uni-halle.de	
Gedächtnisambulanz am Diakonie-krankenhaus Halle, Geriatrie und geriatrische Tagesklinik	Diakoniewerk Halle	Advokatenweg 1 06114 Halle Sachsen-Anhalt	0345/7787226 www.diakoniewerk-halle.de	Dr. Sabine Reuter, Grit Vöcks
Klinik Bosse Wittenberg – Psychiatrische Institutsambulanz		Hans-Lufft-Str. 5 06886 Lutherstadt Wittenberg Sachsen-Anhalt	03491/476411 www.alexianer-sachsen-anhalt.de	Herr Dr. Bauer
Gedächtnissprechstunde HELIOS Klinikum Aue		Gartenstr. 6 08280 Aue Sachsen	03771/581536 www.helios-kliniken.de/klinik/aue	Andreas Bauer, Janine Kitzig

Beschreibung	Klinik / Institution	Adresse	Kontakt	Ansprechpartner
Gedächtnissprechstunde der Psychiatrischen Universitätsklinik der Charité	St. Hedwig Krankenhaus, Gerontopsychiatrisches Zentrum	Große Hamburger Str. 5–11 10115 Berlin Berlin	030/23112120 www.alexianer-berlin-hedwigkliniken.de	PD Dr. med. Olaf Schulte-Herbrüggen, Mechthild Niemann-Mirmehdi, Nancy Bock
Psychiatrische Institutsambulanz, Charité Mitte, Spezialsprechstunde zur FTD		Charitéplatz 1 10117 Berlin Berlin	030/450517095 www.psy-ccm.charite.de	Dr. Eike Spruth
Gedächtnisambulanz am Ev. Krankenhaus Königin Elisabeth Herzberge	Abt. Psychiatrie, Psychotherapie und Psychosomatik	Herzbergstr. 79 10365 Berlin Berlin	030/54724820 www.keh-berlin.de	Dr. Claudia Grubich
Gedächtnissprechstunde der Friedrich von Bodelschwingh-Klinik	Klinik f. Psychiatrie und Psychotherapie	Landhausstr. 33–35 10717 Berlin Berlin	03054727910 (Sekretariat) www.fvbklinik-berlin.de/	Dr. Regina Kross
Gedächtnissprechstunde der Klinik für Neurologie, Charité Campus Benjamin Franklin Steglitz (Diagnostik in Englisch, Russisch und Türkisch)		Hindenburgdamm 30 12203 Berlin Berlin	030/450550606 www.neurologie.charite.de	Dr. Andreas Lüschow
St. Joseph Krankenhaus Berlin-Weißensee – Memory-Klinik	Zentrum für Seelische Gesundheit im Alter	Gartenstr. 1–5 13088 Berlin Berlin	030/92790322 www.alexianer-berlin-weissensee.de	Dr. Rene Köckemann
Ev. Geriatriezentrum Berlin, Gedächtnisambulanz (Privatambulanz)		Reinickendorfer Str. 61 13347 Berlin Berlin	030/45941975 www.egzb.de	Dr. Gernot Lämmler
Gedächtnissprechstunde der Klinik für Psychiatrie und Psychotherapie, Charité Campus Benjamin Franklin Charlottenburg (Gedächtnissprechstunde auf Türkisch und Englisch)	Klinik für Psychiatrie und Psychotherapie	Nussbaumallee 38 14050 Berlin Berlin	030/8445810 www.psychiatrie.charite.de	OA Dr. med. Oliver Peters, Petra Albrecht, Marion Günther

Einrichtung	Klinik/Abteilung	Adresse	Kontakt	Ansprechpartner
Gedächtnissprechstunde der Klinik für Gerontopsychiatrie, Asklepios Fachklinikum Brandenburg		Anton-Saefkow-Allee 2 14772 Brandenburg a.d. Havel Brandenburg	03381/782974 www.asklepios.com	PD Dr. Dr. Michael Rapp, Andrea Schimmler
Asklepios Fachklinik Teupitz, Gedächtnissprechstunde	Klinik für Psychiatrie, Psychologie und Psychosomatik	Buchholzer Str. 21 15755 Teupitz Brandenburg	033766/61679 www.asklepios.com	Gudrun Prietz, Karin Ossowski, Marion Bauer
Martin Gropius Krankenhaus GmbH – Institutsambulanz		Oderberger Str. 8 16225 Eberswalde Brandenburg	03334/53367 www.glg-mbh.de	Dr. Andrea Müller
Memory-Clinic am Ev. Krankenhaus Bethanien gGmbH	Fachkrankenhaus für Psychiatrie, Psychosomatik und Psychotherapie	Gützkower Landstr. 69 17489 Greifswald Mecklenburg-Vorpommern	03834/543450	Dr. med. Karina Rieck
Med. Fak., Klinik u. Poliklinik f. Psychosomatik u. Psychth. Medizin – Gedächtnissprechstunde		Gelsheimer Str. 20 18147 Rostock Mecklenburg-Vorpommern	0381/494-9480 (Terminvergabe) www.kpp.med.uni-rostock.de	Prof. Dr. Stefan Teipel
Gedächtnissprechstunde Stralsund	Memo Clinic	Rotdornweg 12 18439 Stralsund Mecklenburg-Vorpommern	03831/356900 www.memoclinic.de	Dr. med. Ronald Zabel
Klinik für Alterspsychiatrie, Gedächtnissprechstunde	HELIOS-Kliniken Schwerin, Carl-Friedrich-Flemming-Klinik	Wismarsche Str. 393–397 19049 Schwerin Mecklenburg-Vorpommern	0385/5203388 www.helios-kliniken.de	Dr. Lutz Michael Drach
Spezialambulanz für Gedächtnisstörungen, Uniklinik Hamburg-Eppendorf	Zentrum für Psychosoziale Medizin	Martinistr. 52 20246 Hamburg Hamburg	040/741053220 www.uke.de	Frau Wesser, Dr. Martin Eichenlaub

Memory Clinic, Asklepios Klinik Harburg	Abt. für Psychiatrie und Psychotherapie (Haus 16)	Eißendorfer Pferdeweg 52 21075 Hamburg Hamburg	040/1818863243 www.asklepios.com	Dr. Markus Preiter
Neurologische Gedächtnissprechstunde	Asklepios Klinik Barmbek	Rübenkamp 220 22291 Hamburg Hamburg	040/1818823841	Dr. S. Marrakchi, Brigitte Martens (Anmeldung)
Memory-Clinic – Gedächtnissprechstunde	Asklepios Klinik Nord – AK Ochsenzoll, Klinik für Gerontopsychiatrie	Langenhorner Chaussee 560 22419 Hamburg Hamburg	040/1818872445 www.asklepios.com	Dr. M. Axel Wollmer, Dr. P. Flesch
Memory-Clinic in der Psychiatrischen Institutsambulanz	Albertinen-Krankenhaus	Süntelstr. 11a 22457 Hamburg Hamburg	040/55882177 www.albertinen.de	Prof. Dr. Hinnerk Becker
Gedächtnisambulanz der Psychiatrischen Institutsambulanz	Uniklinikum Schleswig-Holstein, Klinik für Psychiatrie und Psychotherapie (Haus 7)	Ratzeburger Allee 160 23538 Lübeck Schleswig-Holstein	0451/5002910 www.uksh.de	Dr. med. M. Nagel, Frau Grell
Psychiatrische Institutsambulanz	AMEOS-Klinikum Neustadt	Wiesenhof 23730 Neustadt i.H. Schleswig-Holstein	04561/6114611 www.ameos.eu	
Gedächtnissprechstunde der Klinik für Psychiatrie, Psychotherapie und Psychosomatik	Sana HANSE-Klinikum Wismar	Störtebekerstr. 6 23966 Wismar Mecklenburg-Vorpommern	0384176/2865 www.sana-hanse-klinikum-wismar.de	Dr. med. M. Drosten-Pinnow
Gedächtnissprechstunde, Zentrum für Integrative Psychiatrie	Klinik für Psychiatrie und Psychotherapie des UKSH	Niemannsweg 147 24105 Kiel Schleswig-Holstein	041/99004623 www.zip-kiel.de	Dr. med. Roland Kurth
Gedächtnissprechstunde der Psychiatrischen Institutsambulanz	Friedrich-Ebert-Krankenhaus Neumünster GmbH, Klinik für Neurologie und Psychiatrie	Friesenstr. 11 24534 Neumünster Schleswig-Holstein	04321/4056150 www.friedrich-ebert-krankenhaus.de	Frau Hägele, Frau M. Abromeit

205

Gedächtnissprechstunde des Diakoniewerks Kropp	Psychiatrisches Zentrum/Tagesklinik	Johannesallee 24848 Kropp Schleswig-Holstein	04624/801150 www.diakonie-kropp.de/	Mathias Ostermann
Gedächtnissprechstunde im Klinikum Elmshorn	Klinik für Psychiatrie, Psychotherapie und Psychosomatik	Agnes-Karll-Allee 2 25337 Elmshorn Schleswig-Holstein	04121/798773 www.klinikum-elmshorn.de	Dr. Mühlpfordt
Gedächtnissprechstunde des Westküstenklinikums Heide	Klinik für Psychiatrie, Psychotherapie und Psychosomatik	Esmarchstr. 50 25746 Heide Schleswig-Holstein	0481/7852033 www.westkuestenklinikum.de	Uwe Kettelhodt, Nicole Wandmaker (Sekretariat)
Gerontopsychiatrische Institutsambulanz der Karl-Jaspers-Klinik (GIA)		Hermann-Ehlers-Str. 7 26160 Bad Zwischenahn Niedersachsen	0441/9615500 www.karl-jaspers-klinik.de	Dr. Brieden, Dr. Luborzewski
Gedächtnissprechstunde	MVZ für Nervenheilkunde am Diakoniekrankenhaus Rotenburg/Wümme	Elise-Averdieck-Str. 17 27356 Rotenburg Niedersachsen	04261/773344 (Anmeldung) www.diako-online.de	Dr. Ilka Rath
Neurologisch-Psychiatrische Facharztpraxis, Schwerpunkt Demenzen		Kapitän-Alexander-Str. 1 27472 Cuxhaven Niedersachsen	04721/34018 www.neuro-cux.de	Frau Dr. Friedewald
Memory-Clinic	Klinikum Bremerhaven, Neurologische Klinik	Postbrookstr. 103 27574 Bremerhaven Bremen	0471/2992736 www.klinikum-bremerhaven.de	Dr. Kerstin Dietrich, Arne Gies
Neurozentrum Achim		Goethestr. 3 28832 Achim Niedersachsen	04202/83338	Claudia und Andreas Mahler
Gedächtnissprechstunde	Institutsambulanz der Psychiatrischen Klinik Uelzen	An den Zehn Eichen 50 29525 Uelzen Niedersachsen	0581/3895207	Waldemar Signus
Gedächtnisambulanz im Klinikum Wahrendorff		Borgentrickstr. 4–6 30519 Hannover Niedersachsen	0511/8489530 www.wahrendorff.de	Oliver Rosenthal

Einrichtung	Klinik	Adresse	Kontakt	Ansprechpartner
Diakoniekrankenhaus Henriettenstiftung gGmbH Hannover		Schwemannstr. 19 30559 Hannover Niedersachsen	0511/2893804 www.demenzsprechstunde-hannover.de	Prof. Klaus Hager, Fr. Dipl. Päd. Kenklies
Gerontopsychiatrische Ambulanz der Medizinischen Hochschule Hannover	Klinik für Psychiatrie, Sozialpsychiatrie und Psychotherapie	Carl-Neuberg-Str. 1 30625 Hannover Niedersachsen	0511/5323167 www.mh-hannover.de	Prof. Dr. med. Petra Garlipp
Krankenhaus Lindenbrunn Neurologische Abteilung und Klinische Neurophysiologie / Ambulanz für Gedächtnisstörungen und Demenzerkrankungen		Am Lindenbrunn 1 31683 Coppenbrügge Niedersachsen	05156/782292 www.krankenhaus-lindenbrunn.de	Prof. Dr. med. B. Hofferberth, Frau Hupel (Anmeldung)
Gedächtnisambulanz der Burghofklinik GmbH & Co KG, Fachkrankenhaus für Psychiatrie, Psychosomatik und Psychotherapie		Virchowstr. 5 31737 Rinteln Niedersachsen	05771/940128 www.burghof-klinik.de	Frau Dr. D. Rudolph-Weibezahl
Gedächtnissprechstunde der Gerontopsychiatrischen Ambulanz	Lippische Nervenklinik Dr. Spernau GmbH & Co. KG, Fachkrankenhaus für Psychiatrie und Psychotherapie	Waldstr. 2 32105 Bad Salzuflen Nordrhein-Westfalen	0522/188201, 05222/188370 (Anmeldung) www.lnk.de	Dr. Tanja Schramm
Klinik für Gerontopsychiatrie und Psychotherapie – Gedächtnissprechstunde		Buxelstr. 50 33334 Gütersloh Nordrhein-Westfalen	05241/5022850 www.lwl.org	
Gedächtnissprechstunde der psychiatrischen Institutsambulanz und der Abteilung für Gerontopsychiatrie	Klinik für Psychiatrie und Psychotherapie in Bethel, Ev. Krankenhaus Bielefeld	Gadderbaumer Str. 33 33602 Bielefeld Nordrhein-Westfalen	0521/77278524 www.evkb.de	Dr. Christine Thomas
Hephata-Klinik Schwalmstadt, Psychiatrische Institutsambulanz, Abteilung für Psychiatrie und Psychotherapie		Schimmelpfengstraße 6 34613 Schwalmstadt-Treysa Hessen	06691/18-2066 www.hephata.de	Dr. med. Achim Bäcker
Zentrum für Psychiatrie der Universität Gießen, Gedächtnisambulanz		Am Steg 22 35385 Gießen Hessen	0641/9945720 www.ukgm.de	Prof. Dr. B. Gallhofer, Dr. med. J. Wilhelm

Einrichtung	Träger	Adresse	Kontakt	Ansprechpartner
Institut für Humangenetik, genetische Beratung bei familiärer Häufung		Schlangenzahl 14 35392 Gießen Hessen	0641/9941600 www.ukgm.de	Prof. Dr. Ulrich Müller
Vitos Klinik für Psychiatrie und Psychotherapie Gießen – Gedächtnissprechstunde	Vitos Gießen-Marburg gemeinnützige GmbH	Licher Str. 106 35394 Gießen Hessen	0641/403313 www.vitos-giessen-marburg.de	Dr. med. Nicole Cabanel, Dipl.-Psych. Christa Speier
Gedächtnissprechstunde Weilmünster	Vitos Weilmünster gGmbH	Weilstr. 10 35789 Weilmünster Hessen	06472/60276 www.vitos-weilmuenster.de	Dr. Dieter Knehr
Gedächtnissprechstunde der Psychiatrischen Institutsambulanz	Klinikum Fulda, Klinik für Psychiatrie und Psychotherapie	Pacelliallee 4 36043 Fulda Hessen	0661/845734 www.klinikum-fulda.de	Dr. med. Bernhard Kießling, M. Sc. Psych. Annika Wittig
Gedächtnisambulanz Lauterbach	Medizinisches Zentrum Eichhof	Am Eichberg 41 36341 Lauterbach Hessen	06641/82530 www.eichhof-online.de	Stefan Wiegand
Gedächtnissprechstunde an der Psychiatrischen Institutsambulanz Schlüchtern	Klinik für Psychiatrie und Psychotherapie der Main-Kinzig-Kliniken gGmbH	Kurfürstenstr. 17 36381 Schlüchtern Hessen	06661/813900 www.mkkliniken.de	Waldemar Lenhardt
Klinik für Psychiatrie und Psychotherapie der Georg-August-Universität Göttingen		Robert-Koch-Str. 40 37075 Göttingen Niedersachsen	0551/3914258 www.psychiatrie-uni-goettingen.de	Frau Wiegmann, Frau Schneider
Klinisches Demenzzentrum der Abteilung Neurologie der Universitätsklinik Göttingen		Robert-Koch Str. 40 37075 Göttingen Niedersachsen	0551/396636 www.neurologie.med.uni-goettingen.de	Prof. Dr. Inga Zerr
Gedächtnissprechstunde im Medizinischen Versorgungszentrum (MVZ) des Gerontopsychiatrischen Zentrums (GPZ)	Privat-Nerven-Klinik Dr. med. Kurt Fontheim	Lindenstr. 14 38704 Liebenburg Niedersachsen	05346/811469 www.klinik-dr-fontheim.de	Dr. med. Bernd Gremse
Harz-Klinikum Wernigerode-Blankenburg GmbH Psychiatrische Institutsambulanz		Thiestr. 7–10 38889 Blankenburg Sachsen-Anhalt	03944/962186 www.harz-klinikum.de	Herr Dr. med. W.-R. Krause, Frau G. Oppermann

Ambulanz Demenz und Gedächtnissprechstunde	Universitätsklinikum Magdeburg A. ö. R., Universitätsklinik für Neurologie	Leipziger Str. 44 39120 Magdeburg Brandenburg	0391/6724555 www.kneu.ovgu.de	Dr. med. Claudius Bartels, Dr. med. Notger Müller, Dr. Daniel Bittner
Krankenhaus Elbroich, Abt. für Gerontopsychiatrie und Gerontopsychotherapie		Am Falder 6 40589 Düsseldorf Nordrhein-Westfalen	0211/7560301 www.krankenhaus-elbroich.de	Anita Tönnesen-Schlack, Dr. med. Gunnar Erhardt, Dr. med. Johannes Netz
LVR-Klinikum Düsseldorf, Gedächtnissprechstunde	Kliniken der Heinrich-Heine-Universität Düsseldorf, Haus 29/ Haus 14	Bergische Landstr. 2 40629 Düsseldorf Nordrhein-Westfalen	0211/9225254 www.rk-duesseldorf.lvr.de	Dr. med. Tillmann Supprian
Gedächtnissprechstunde im Fliedner Krankenhaus		Thuneweg 58 40885 Ratingen-Lintorf Nordrhein-Westfalen	02102/303381 www.fliedner.de	Dr. Thaddäus Mohr
Gedächtnissprechstunde im Ambulanten Zentrum des St. Alexius-/ St. Josef-Krankenhauses		Nordkanalallee 96 41464 Neuss Nordrhein-Westfalen	02131/52915666 www.beko-demenz.de	Manfred Steiner, Angela Spirres
Gerontopsychiatrisches Zentrum Wuppertal, Gedächtnissprechstunde der Ambulanz		Wesendonkstr. 7 42103 Wuppertal Nordrhein-Westfalen	0202/496660 www.stiftung-tannenhof.de	Prof. Dr. Nikolaus Michael
Gerontopsychiatrisches Zentrum	Westfälische Klinik Dortmund	Marsbruchstr. 179 44287 Dortmund Nordrhein-Westfalen	0231/4503-2641 www.lwl.org	Dr. Petra Dlugosch, Friederike Buschmann, Heike Spree/ Claudia Pauls (Anmeldung)
Gedächtnisambulanz des Forschungszentrums für Neurodegeneration	St. Josef Hospital Universitätsklinikum	Gudrunstr. 56 44791 Bochum Nordrhein-Westfalen	0234/5092703 www.josef-hospital.klinikum-bochum.de	Priv. Doz. Dr. med. Siegfried Muhlack
Gedächtnissprechstunde in der Gerontopsychiatrischen Klinik	Augusta-Kranken-Anstalt gGmbH	Bergstr. 26 44791 Bochum Nordrhein-Westfalen	0234/5174210 www.augusta-bochum.de	Christiane Wähner

Klinik für Psychiatrie, Psychotherapie und Präventivmedizin, Institutsambulanz	LWL-Universitätsklinikum Bochum	Alexandrinenstr. 1–3 44791 Bochum Nordrhein-Westfalen	0234/5077-1190 www.lwl-uk-bochum.de	Prof. Dr. med. Georg Juckel
DRK Gesellschaft für Beratung und Betreuung mbH Gedächtnissprechstunde und Beratung		An der Holtbrügge 8 44795 Bochum Nordrhein-Westfalen	0234/9445145 www.drk-bochum.de	Eva-Maria Matip
Neurologische Universitätsklinik	Ruhr-Universität Bochum	In der Schornau 23/25 44892 Bochum Nordrhein-Westfalen	0234/299-3701 www.neuroonkologie-bochum.d	Frau Dipl.-Psych. S. Rogowski
Memory-Klinik und Demenzstation, Lehrstuhl für vaskuläre Neurologie, Demenz und kognitive Gesundheit im Alter	Universitätsklinikum Essen (AöR)	Hufelandstraße 55 45122 Essen Nordrhein-Westfalen	0201/7232180 www.uni-due.de	Prof. Dr. med. Dirk M. Hermann
Gerontopsychiatrische Ambulanz	LVR Klinikum Essen	Wickenburgstr. 23 45147 Essen Nordrhein-Westfalen	0201/8707380/385 www.rk-essen.lvr.de	Dr.med. Ute Fiedler, Frau Cremers/ Frau Bork/ Frau Zwanzig (Sekretariat)
Memory Klinik Essen	Geriatrie-Zentrum Haus Berge	Germaniastr. 3 45356 Essen Nordrhein-Westfalen	0201/8976133 www.elisabeth-krankenhaus.contilia.de	Dr. Hartmut Fahnenstich, Bärbel Groth (Anmeldung)
Gedächtnissprechstunde Recklinghausen	Kreisgesundheitsamt Recklinghausen, Sozialpsychiatrischer Dienst	Kurt-Schumacher-Allee 1 45657 Recklinghausen Nordrhein-Westfalen	02361/532145 www.kreis-re.de	Dr. med. Dipl-Psych. Günter W. Schönhauser
Gerontopsychiatrische Ambulanz im Westfälischen Zentrum Herten		Im Schlosspark 20 45699 Herten Nordrhein-Westfalen	02366/802325 www.lwl-klinik-herten.de	
Gerontopsychiatrische Institutsambulanz	Sternbuschklinik Kleve	Nassauer Allee 93–97 47533 Kleve Nordrhein-Westfalen	02821/813070 www.rk-bedburg-hau.lvr.de	Frau Tönnesen-Schlack, Frau Waber, Frau Cuppenbender
Gedächtnissprechstunde im Gerontopsychiatrischen Zentrum	Alexianer-Krankenhaus	Oberdießemer Str. 136 47805 Krefeld Nordrhein-Westfalen	02151/3437900 www.alexianer-krefeld.de	Dr. Brigitte Grass-Kapanke, Rose-Marie Wefers (Anmeldung)

Memory-Clinic-Münster	LWL-Klinik Münster	Friedrich-Wilhelm-Weber-Str. 30 48147 Münster Nordrhein-Westfalen	0251/915552400 www.lwl.org	Dr. Tilman Fey, Dr. Jutta Stueber, Liane Wulfinghoff
Gerontopsychiatrisches Zentrum Münster, Gedächtnisambulanz	Clemens-Wallrath-Haus	Josefstr. 4 48151 Münster Nordrhein-Westfalen	0251/5202-27600 www.alexianer-muenster.de	Stefanie Oberfeld
Behandlungszentrum für Hörgeschädigte	LWL-Klinik Lengerich	Parkallee 10 49525 Lengerich Nordrhein-Westfalen	05481/12279 www.lwl.org	Dr. med. Ulrike Gotthardt
Gerontopsychiatrisches Zentrum Köln-Nordwest	Rheinische Kliniken Köln	Rottweiler Str. 3 50739 Köln-Bilderstöckchen Nordrhein-Westfalen	0221/17070702 www.rk-koeln.lvr.de	Irene Berg, Carmen Alberg (Anmeldung)
Spezialsprechstunde für Gedächtnisstörungen / Demenz	Uniklinik Köln/ Zentrum für Neurologie und Psychiatrie	Kerpener Str. 62 50937 Köln Nordrhein-Westfalen	0221/4784015 www.neurologie-psychiatrie.uk-koeln.de	Priv.-Doz. Dr. med. Juraj Kukolja
Gerontopsychiatrische Sprechstunde (für ältere türkischsprachige Migrantinnen und Migranten – donnerstags von 8:00 – 12:00 Uhr)	Rheinische Kliniken Köln/ Gerontopsychiatrisches Zentrum	Adamsstr. 12 51063 Köln-Mühlheim Nordrhein-Westfalen	0221/60608500 www.rk-koeln.lvr.de	Fr. Dr. Berg, Hr. Pehlivan, Dr. Christian Halfmann, Jelena Miric, Dr. Alexandra Schröder
Gerontopsychiatrische Ambulanz Köln-Merheim	Rheinische Kliniken Köln	Wilhelm-Griesinger-Str. 23 51109 Köln-Merheim Nordrhein-Westfalen	0221/8993947 www.rk-koeln.lvr.de	Irene Berg, Rosemarie Engel (Anmeldung)
Gerontopsychiatrische Institutsambulanz	Alexianer-Krankenhaus	Mörgensstr. 15 52062 Aachen Nordrhein-Westfalen	0241/4770115355 www.alexianer-aachen.de	Dr. Andreas Theilig, Sabine Heddenhausen, Ilka Boumaiza/Irmgard Weimer-Rürtgers (Sekretariat)
Interdisziplinäre Gedächtnisambulanz, Universitätsklinikum	Klinik f. Psychiatrie, Psychotherapie u. Psychosomatik	Pauwelsstr. 30 52074 Aachen Nordrhein-Westfalen	0241/8036839 www.ukaachen.de	Dr. M. Paulzen

Bezeichnung	Einrichtung	Adresse	Kontakt	Ansprechpartner
Klinik und Poliklinik f. Psychiatrie u. Psychotherapie	Uniklinikum Bonn	Sigmund-Freud-Str. 25, 53105 Bonn, Nordrhein-Westfalen	0228/2871 6367, www.psychiatrie.uni-bonn.de	Herr Dr. F. Jessen, S. Fabiunke/ U. Pfeiffer (Anmeldung)
Gerontopsychiatrische Ambulanz, LVR-Klinik Bonn	Behandlungszentrum St. Johannes-Hospital	Kölnstraße 54, 53111 Bonn, Nordrhein-Westfalen	0228/7017202, www.klinik-bonn.lvr.de	Dr. Gerthild Stiens
Gedächtnissprechstunde, Psych. Fachdienst u. Abt. f. Neurologie	Krankenhaus der barmherzigen Brüder	Nordallee 1, 54292 Trier, Rheinland-Pfalz	0651/2082251, www.bk-trier.de	Dr. Birgit Albs-Fichtenberg, Prof. Dr. Matthias Maschke
Psychiatrische Institutsambulanz	Gemeinnützige Gesellschaft für Paritätische Sozialarbeit mbH	Drechslerweg 25, 55128 Mainz, Rheinland-Pfalz	06131/789638, www.gps-rps.de	Dr. Dr. Kay-Maria Müller, Dr. Barbara Krausnick, Lisa Schulz/ Nicole Jarvis (Verwaltung)
Gedächtnisambulanz / Memory Clinic	Klinik f. Psychiatrie u. Psychotherapie der Universität Mainz	Untere Zahlbacher Str. 8, 55131 Mainz, Rheinland-Pfalz	06131/177340, www.unimedizin-mainz.de	Dr. Andreas Fellgiebel, Frau Heesch (Anmeldung)
Psychiatrische Institutsambulanz der DRK Tagesklinik		Salinenstr. 135, 55543 Bad Kreuznach, Rheinland-Pfalz	0671/844110 (Zentrale), www.drk-tk-badkreuznach.de.drktg.de	
Psychiatrische Institutsambulanz	Klinikum Idar-Oberstein GmbH, Klinik für Psychiatrie, Psychotherapie und Psychosomatik	Dr. Ottmar-Kohler-Str. 2, 55743 Idar-Oberstein, Rheinland-Pfalz	06781/661859, www.krankenhaus-idar-oberstein.de	Dr. med. Ulrich Frey, Kerstin Rickes (Anmeldung)
Gedächtnissprechstunde der Brohltal-Klinik St. Josef	Fachklinik f. Geriatische Rehabilitation	Kirchstr. 16, 56659 Burgbrohl, Rheinland-Pfalz	02636/533910, www.marienhaus-klinikum-ahr.de	Dr. Martin Holl, Gaby Hergarten (Anmeldung)
Psychiatrische Institutsambulanz	Kreisklinikum Siegen	Weidenauerstr. 76, 57076 Siegen, Nordrhein-Westfalen	02717051901, www.kreisklinikum-siegen.de	Michael Schneck

Tagesklinik u.a. zur Diagnostik u. Therapie von Demenzerkrankungen	HELIOS Klinikum Schwelm, Geriatrie	Dr. Moeller-Str. 15 58332 Schwelm Nordrhein-Westfalen	02336/481560 www.helios-kliniken.de	Prof. Dr. med. Hans Jürgen Heppner, Carola Helsberg (Sekretariat)
Institutsambulanz im Gerontopsychiatrischen Zentrum	Hans-Prinzhorn-Klinik	Hardtstr. 47 58644 Iserlohn Nordrhein-Westfalen	02371/95560 www.hans-prinzhorn-klinik.de	Maria Elena Vera-Céspedes de Seegert, Fr. Stöcking/Fr. Gierse/Fr. Gosker (Sekretariat)
Gedächtnisambulanz für Jung und Alt	Klinikum Stadt Soest	Senator-Schwartz-Ring 8 59494 Soest Nordrhein-Westfalen	02921/902728 www.klinikumstadtsoest.de	Dr. med. Thomas Keweloh, Dr. phil. Roland Brosch, Helmut Zülsdorf
Gerontopsychiatrische Ambulanz der LWL-Kliniken Lippstadt Warstein	Abteilung Gerontopsychiatrie	Am Nordbahnhof 16 59556 Lippstadt Nordrhein-Westfalen	02945/9811690 www.lwl.org	Helene Unterfenger, Florentine Boekmann (Anmeldung)
Gedächtnissprechstunde / Memory-Clinic	Klinik am Stein, Zentrum für NeuroGeriatrie	Wattmecke 1–7 59939 Olsberg Nordrhein-Westfalen	02962/8080 www.klinik-am-stein.de	
Memory Clinic	Diakonissen-Krankenhaus	Holzhausenstr. 72–92 60322 Frankfurt am Main Hessen	069/95375485	Privatdozent Dr. med. Rupert Püllen, Dr. med. Kerstin Amadori
Gedächtnissprechstunde der Klinik für Psychiatrie, Psychosomatik und Psychotherapie	Klinikum der Johann Wolfgang Goethe-Universität	Heinrich-Hoffmann-Str. 10 60528 Frankfurt am Main Hessen	069/63105079 www.psychiatrie.uni-frankfurt.de	Dr. med. Stefan Hornung
Gedächtnissprechstunde der Klinik für Psychiatrie und Psychotherapie	Klinikum Offenbach	Starkenburgring 66 63069 Offenbach Hessen	069/84053386 www.klinikum-offenbach.de	Dr. Peter Danos, Frau Trebert (Sekretariat)
Gedächtnissprechstunde der Klinik für Neurologie	Klinikum Hanau GmbH	Leimenstr. 20 63450 Hanau Hessen	06181/2966310 www.klinikum-hanau.de	Dr. Horst Baas, Astrid Underwood (Anmeldung)

Gedächtnissprechstunde an der Psychiatrischen Institutsambulanz Gelnhausen	Klinik für Psychiatrie und Psychotherapie der Main-Kinzig-Kliniken gGmbH	Herzbachweg 14 63531 Gelnhausen Hessen	06051/872849 www.mkkliniken.de	Dr. Susanne Markwort
Demenzdiagnostik in der Tagesklinik	Agaplesion Elisabethenstift gGmbH, Zentrum für geriatrische Medizin	Landgraf-Georg-Str. 100 64287 Darmstadt Hessen	06151/2893804 www.agaplesion-elisabethenstift.de	Dr. med. Mathias Pfisterer, Irma Mahla (Sekretariat)
Gedächtnisambulanz GEDA	in der Praxis für Neurologie und Psychiatrie	Darmstädter Str. 44 64625 Bensheim Hessen	06251/4444 www.therapiegemeinschaft.de	Dr. Christoph Meyer
Gerontopsychiatrische Ambulanz	Vitos Klinik für Psychiatrie und Psychotherapie Heppenheim	Ludwigstr. 54 64646 Heppenheim Hessen	06252/161 www.vitos-heppenheim.de	Johannes Bernd, Dr. Willibald Kohl
Psychiatrische Ambulanz Wiesbaden	Vitos Rheingau gGmbH	Eberleinstr. 48 65195 Wiesbaden Hessen	0611/181423 www.vitos-rheingau.de	
Memory Klinik	Asklepios Paulinen Klinik Wiesbaden, Medizinische Klinik II	Geisenheimer Str. 10 65197 Wiesbaden Hessen	0611/8472802 (Anmeldung) www.asklepios.com	Dr. Wolfgang Knauf, Claudia Schauß (Anmeldung)
Gedächtnisklinik Otto-Fricke-Krankenhaus		Martha-von-Opel-Weg 34 65307 Bad Schwalbach Hessen	06124/506408 www.otto-fricke-krankenhaus.de	Dipl.-Psych. Thomas Helmenstein
Gedächtnissprechstunde der SHG-Kliniken Sonnenberg	Klinik für Gerontopsychiatrie	Sonnenbergstr. 10 66119 Saarbrücken Saarland	0681/8892532 www.sb.shg-kliniken.de	Dr. Rosa Adelinde Fehrenbach, Britta Sill (Anmeldung)
Gedächtnisambulanz des Universitätsklinikums des Saarlandes	Klinik für Neurologie	Kirrberger Str./ Gebäude 90 66241 Homburg/Saar Saarland	06841/1624138 www.uniklinikum-saarland.de/	OA Panagiotis Kostopoulos, Frau Wack

Gedächtnisambulanz	Krankenhaus zum Guten Hirten	Semmelweisstr. 7 67071 Ludwigshafen Rheinland-Pfalz	0621/6819505 www.guterhirte-ludwigshafen.de	
Gedächtnissprechstunde der Neurologischen Klinik des Westpfalz-Klinikums Kaiserslautern		Hellmut-Hartert-Str. 1 67655 Kaiserslautern Rheinland-Pfalz	0631/2031792 www.westpfalz-klinikum.de	
Gedächtnisambulanz im Zentralinstitut für Seelische Gesundheit		Therapiegebäude J 5 68159 Mannheim Baden-Württemberg	0621/1703-0 (Zentrale/ Empfang) www.zi-mannheim.de	Prof. Dr. Lutz Frölich, Ursula Suttner (Sekretariat)
Gedächtnisambulanz des Universitätsklinikums Heidelberg	Sektion Gerontopsychiatrie	Voßstr. 4, Haus 1 69115 Heidelberg Baden-Württemberg	06221/564446 www.klinikum.uni-heidelberg.de	Dr. Chantima Goert
Fachambulanz Gerontopsychiatrisches Zentrum	Psychiatrisches Zentrum Nordbaden	Heidelberger Straße 1a 69168 Wiesloch Baden-Württemberg	06222/552650 www.pzn-wiesloch.de	Dr. Angelika Abrams-Polster, Bianka Hessenauer (Sekretariat)
Memory Clinic – Gedächtnissprechstunde, Klinikum Stuttgart – Bürgerhospital		Türlenstr. 22B 70191 Stuttgart Baden-Württemberg	0711/27822970 www.klinikum-stuttgart.de	Fr. Dr. A. Stauder
Gedächtnissprechstunde der Klinik für Alterspsychiatrie und -psychotherapie	Klinikum Schloß Winnenden	Schloßstr. 50 71364 Winnenden Baden-Württemberg	07195/9002790 www.zfp-winnenden.de/	
Gedächtnissprechstunde/ Memory Clinic des Geriatrischen Zentrums	Universitätsklinikum Tübingen	Calwer Str. 14 72076 Tübingen Baden-Württemberg	07071/298126 www.medizin.uni-tuebingen.de	Prof. Dr. Gerhard W. Eschweiler, Dr. Florian Metzger
Psychiatrische Institutsambulanz	Klinik für Psychiatrie und Psychotherapie Nürtingen	Stuttgarter Str. 2 72622 Nürtingen Baden-Württemberg	07022/783771 www.kk-es.d	Dr. med. Martin Roser, Dr. med. F. Witfeld
Psychiatrische Institutsambulanz	Klinik für Psychiatrie, Psychotherapie und Psychosomatik Reutlingen	Wörtherstraße 52/1 72764 Reutlingen Baden-Württemberg	07121/9200422 www.pprt.de	Dr. med. Almur Hermelink, Herr Dr. Noetzel, Herr Rau

Alterspsychiatrische Ambulanz Engstingen		Keltenstr. 10 72829 Engstingen Baden-Württemberg	07129/930731 www.zfp-web.de	Dr. Eleonore Fronk, Elvira Vogel-Lauterbach (Anmeldung)
Gedächtnissprechstunde	Fachkrankenhaus Christophsbad	Faurndauer Straße 6–28 73035 Göppingen Baden-Württemberg	07161/6019234 www.christophsbad.de	Dr. med. Michael Grebner, Dipl.-Psych. Wolfgang Jergas
Gedächtnissprechstunde des Medizinischen Versorgungszentrums	Klinikum am Weissenhof	Weißenhof 1/1 74189 Weinsberg Baden-Württemberg	07134/751900 www.klinikum-weissenhof.de	Birgit Hülsewede
Reha-Zentrum HESS, Gedächtnissprechstunde	Tagesklinik für orthopädische und neurologische Rehabilitation	Steinheimer Str. 7 74321 Bietigheim-Bissingen Baden-Württemberg	07142/910353 www.reha-hess.de	Dr. Wolfgang Kringler
Ortenau-Klinikum Offenburg-Gengenbach, Abteilung Neurogeriatrie		Ebertplatz 12 77654 Offenburg Baden-Württemberg	0781/4722901 www.ortenau-klinikum.de	Prof. Dr. Klaus Schmidtke, Betinna Nock (Sekretariat, Anmeldung)
Gedächtnisambulanz	Klinik für Geronto- und Neuropsychiatrie	Feursteinstr. 55 78479 Reichenau	07531/977691 www.zfp-start.de	
Psychiatrische Institutsambulanz – Gerontopsychiatrie	Vinzenz von Paul Hospital, Zentren für Psychiatrie, Psychotherapie, Psychosomatik, Abhängigkeitserkrankungen, Gerontopsychiatrie und Neurologie	Schwenningerstr. 55 78628 Rottweil Baden-Württemberg	0741/2412921 www.vvph.de	Dr. med. S. Morrissey
Psychotherapeutische Praxis		Poststr. 3 79098 Freiburg Baden-Württemberg	0761/2853332 www.memory-praxis.de	Dr. Marc Dressel
Memory-Ambulanz d. Zentrums f. Geriatrie u. Gerontologie	Universitätsklinik Freiburg (ZGGF)	Lehener Str. 88 79106 Freiburg Baden-Württemberg	0761/27070980 www.uniklinik-freiburg.de	Prof. Dr. Michael Hüll

Typ	Einrichtung	Adresse	Kontakt	Ansprechpartner
Psychiatrische Institutsambulanz	Zentrum für Psychiatrie Emmendingen	Neubronnstr. 25 79312 Emmendingen Baden-Württemberg	07641/4613333 www.zfp-start.d	Frau Dr. U. Lüth, Frau Ris/ Frau Wolter (Anmeldung)
Gedächtnissprechstunde der Psychiatrischen Klinik der LMU		Nußbaumstr. 7 80336 München Bayern	089/51605860 www.klinikum.uni-muenchen.de	Fr. Prof. Dr. E. Meisenzahl
Psychiatrische Sprechstunde, Gedächtnissprechstunde	MVZ Algesiologikum	Heßstr. 22 80799 München Bayern	089/2122821 www.algesiologikum.de	Dr. Herbert Nickl
Gedächtnisambulanz des Instituts f. Schlaganfall- u. Demenzforschung	Klinikum d. Universität München, Campus Großhadern	Marchioninistraße 15 81377 München Bayern	089/70958330 www.klinikum.uni-muenchen.de	Dr. med. Katharina Bürger
Sprechstunde Kognitive Neurologie, Neurologische Klinik und Poliklinik	Klinikum d. Universität München, Campus Großhadern	Marchioninistr. 15 81377 München Bayern	089/70956676 www.klinikum.uni-muenchen.de	Prof. Dr. Adrian Danek, Petra Mehlhorn (Sekretariat)
Zentrum für kognitive Störungen	Psychiatrische Klinik und Poliklinik der TU-München	Möhlstr. 26 81671 München Bayern	089/41404275	Prof. Dr. Alexander Kurz
Memory-Klinik der geriatrischen Tagesklinik	Klinikum Neuperlach, Städtisches Klinikum München	Oskar-Maria-Graf-Ring 51 81737 München Bayern	089/67942284 www.klinikum-muenchen.de	Dr. med. Wilfried Wüst
Alzheimer Therapiezentrum	Schön Klinik Bad Aibling	Harthauser Str. 115 83043 Bad Aibling Bayern	08061/38 79 10 www.schoen-kliniken.de	Dr. Friedemann Müller
Psychiatrische Institutsambulanz	Psychiatrische Institutsambulanz	Gabersee 7 83512 Wasserburg Bayern	08071/71347 www.inn-salzach-klinikum.de	Prof. Dr. med. Dipl.-Psych. G. Laux, Dr. med. C. Steinmann
Gedächtnissprechstunde	Lech-Mangfall-Klinik Agatharied	Norbert-Kerkel-Platz 83734 Hausham Bayern	08026/3933333 www.psychiatrie-agatharied.de	

Gedächtnisambulanz	Isar-Amper-Klinikum Taufkirchen (Vils)	Bräuhausstr. 5, 84416 Taufkirchen (Vils), Bayern	08084/934455 www.bkh-taufkirchen.de	Herr Dr. A. Schuld, Frau B. Weber, Frau F. Schweitzer
Zentrum für psychische Gesundheit, Gedächtnissprechstunde	Klinikum Ingolstadt	Krummenauer Str. 25, 85049 Ingolstadt, Bayern	0841/8802205 www.klinikum-ingolstadt.de	Frau S. Winkler, Frau Dr. A. Hiedl, Frau B. Ringenberger
Gedächtnisambulanz	Bezirkskrankenhaus Augsburg	Dr. Mack-Str. 1, 86156 Augsburg, Bayern	0821/48034100 www.bkh-augsburg.d	Ute Streicher
Memory Klinik der Hessing Stiftung	Geriatrische Reha-Klinik	Butzstr. 25, 86199 Augsburg, Bayern	0821/909424 www.hessing-stiftung.de	
Gedächtnissprechstunde	Bezirkskrankenhaus Kempten	Im Freudental 1, 87435 Kempten, Bayern	0831/54026228 www.bkh-kempten.de	Dr. Annette Hippeli-Kreutzer
Gedächtnissprechstunde	Klinik Sonthofen	Prinz-Luitpold-Straße 1, 87527 Sonthofen, Bayern	0831/54026228 www.bkh-kempten.de	Dr. Annette Hippeli-Kreutzer
Memory-Klinik im Zentrum für Psychiatrie »Die Weissenau«	Alterspsychiatrie	Weingartshoferstr. 2, 88214 Ravensburg, Baden-Württemberg	0751/76012168 www.zfp-web.de	Dr. med Michel Marpert, Birgit Langer (Anmeldung)
Ambulanz für Alterspsychiatrie	ZfP Bad Schussenried	Pfarrer-Leube-Straße 29, 88427 Bad Schussenried, Baden-Württemberg	07583/331680 www.zfp-web.de	Karl-Heinz Frey, Andrea Hummler (Anmeldung)
Memory Clinic Zwiefalten	Münsterklinik Zwiefalten	Hauptstr. 9, 88529 Zwiefalten, Baden-Württemberg	07129/930731 www.zfp-web.d	Dr. Alexander Baier, Elvira Lauterbach (Anmeldung)

Gedächtnissprechstunde	Neurologische Uniklinik Ulm	Steinhövelstr. 1 89075 Ulm Baden-Württemberg	0731/50063011 www.uniklinik-ulm.de	Dr. Christine von Arnim, Prof. M. Otto, Dr. S. Jesse
Memory-Ambulanz Alb-Donau	Gesundheitszentrum Ehingen	Spitalstr. 29 89584 Ehingen/Donau Baden-Württemberg	07391/5865790 www.kh-gmbh-adk.de	Dr. med Michael Jamour, Dr. med. Rudolf Metzger
Gedächtnissprechstunde für russischsprachige PatientInnen, Klinikum Nürnberg	Klinik für Psychiatrie und Psychotherapie	Prof. Ernst-Nathan-Str. 1 90419 Nürnberg Bayern	0911/3983943 www.klinikum-nuernberg.de	Dr. Hartmut Lehfeld
Klinikum Nürnberg – Klinik für Psychiatrie und Psychotherapie		Prof.-Ernst-Nathan-Str. 1 90419 Nürnberg Bayern	0911/3983943 www.klinikum-nuernberg.de	Dr. Hartmut Lehfeld
Gedächtniszentrum	Institut für Psychogerontologie Universität Erlangen-Nürnberg	Nägelsbachstr. 25 91052 Erlangen Bayern	09131/8522519 www.geronto.uni-erlangen.de	Dr. A. Mück, Dr. Rupprecht, Prof. Dr. Lang
Psychiatrische und Psychotherapeutische Klinik	Universitätsklinikum Erlangen	Schwabachanlage 6 91054 Erlangen Bayern	09131/85-34597 www.psychiatrie.uk-erlangen.de	Dr. med. Manuel Maler
Abteilung für Hörgeschädigte B2 im Klinikum am Europakanal Erlangen		Am Europakanal 71 91056 Erlangen Bayern	09131/7532255 www.klinikum-am-euro-pakanal.de	Dr. Inge Richter
Gedächtnissprechstunde a. d. Gerontopsychiatrischen Ambulanz	Bezirksklinikum Ansbach	Feuchtwanger Str. 38 91522 Ansbach Bayern	0981/46531251 www.bezirksklinikum-ansbach.de	Dr. Birgit Mößner-Haug
Bezirksklinikum Regensburg, Gedächtnissprechstunde	Klinik und Poliklinik für Psychiatrie und Psychotherapie	Universitätsstr. 84 93053 Regensburg Bayern	0941/9411221 www.medbo.de	Michaela Nowicki, Dr. med. Hans H. Klünemann
Gedächtnissprechstunde in der Privatpraxis für Neurologie, Psychiatrie und Psychotherapie, Klinische Geriatrie (nur Privatpatienten)		Günzstraße 1 93059 Regensburg Bayern	0941/38120190 www.inp3.de	PD Dr. med. Hans Klünemann

Gerontopsychiatrisches Zentrum – Gedächtnissprechstunde	Bezirkskrankenhaus Bayreuth	Nordring 2 95445 Bayreuth Bayern	0921/2833003 www.bezirkskliniken-oberfranken.de	Dr. med. Michael Schüler
Klinikum Bayreuth, Tagesklinik mit Memory Clinic		Preuschwitzer Str. 101 95445 Bayreuth Bayern	0921/4006602 www.klinikum-bayreuth.de	Dr. Holger Lange, Dipl.-Psych. Thomas Tümena, Dietrich de Fallois
Klinikum Bamberg Gedächtnissprechstunde		St. Gertreu-Str. 14–18 96049 Bamberg Bayern	0951/503-23200 www.sozialstiftung-bamberg.de	Frau Maul, Herr Dr. W. Trapp
Gedächtnisambulanz am Klinikum Coburg		Ketschendorfer Str. 33 96450 Coburg Bayern	09561/227304 www.regiomed-kliniken.de	Prof. Dr. med. Johannes Kraft, Dipl.-Psych. Alexandra Spall, Dipl.-Psych.-Ger. Ingo Baudler
Gedächtnisambulanz Universitätsklinikum Würzburg	Klinik und Poliklinik f. Psychiatrie, Psychosomatik und Psychotherapie	Füchsleinstr. 15 97080 Würzburg Bayern	0931/20177800 www.ppp.ukw.de	Dr. med. M. Lauer
Helios Klinikum Erfurt, Zentrum für Geriatrie		Nordhäuserstr. 74 99089 Erfurt Thüringen	0361/7812171 www.helios-kliniken.de	Prof. Dr. med. Ralf Erkwoh, Sandra Becher-Hoffmann

DANK

Der Dank erfolgt hier in loser Folge und nicht gestaffelt nach meiner Dankbarkeit. Ihr habt mich in den letzten Jahren oft anders ertragen müssen, als ihr mich eigentlich kennt. Sorry dafür ...

Bine: der einzigen Frau, die es 33 Jahre mit meinem Vater und 32 Jahre mit mir ausgehalten hat und immer noch aushält. Für die volle Bandbreite an Unterstützung: emotional, körperlich und alltäglich – im besten Sinne des Wortes.

Bulli: als gutem Freund und hervorragendem Arzt.

An meine Mutter und meinen Vater Wendelin Michel, die dafür gesorgt haben, dass ich so ein Mensch geworden bin, wie ich bin.

Karl-Heinz, dem langjährigen Lebensgefährten meiner Mutter.

Danke an meine Mutter, Tante Karin und meine Familie für die sagenhafte Unterstützung.

Besonderen Dank an Dr. Stefan Spittler und sein tolles Team für seine medizinische Beratung. Viele Sätze in diesem Buch scheinen, als wären es meine. Dabei entspringen sie seinem Wissen.

Thomas Behler stellvertretend für die Initiative Huub, für die Freundschaft zu meinem Vater.

Eva für ihre Schreibe (sie weiß schon, wie ich das meine) und ihre Freundschaft. Ich freu mich auf die nächsten 1000 Seiten.

Anne Breilmann und Michael Hagedorn für die tollen Fotos.

Und an alle Freunde, die ich nicht namentlich nennen kann, sich aber trotzdem angesprochen fühlen sollen.

An den Verlag.

An alle, die sich aus meinem Leben verabschiedet haben: Danke, ihr fehlt mir nicht.

QUELLENNACHWEIS

Hilfe- und Pflegebedürftige in Privathaushalten, 2003
http://www.bmfsfj.de/RedaktionBMFSFJ/Abteilung3/Pdf-Anlagen/
hilfe-und-pflegebeduerftige-in-privathaushalten,property=pdf,bereic
h=bmfsfj,sprache=de,rwb=true.pdf

MuG III, 2005
http://www.bmfsfj.de/doku/Publikationen/mug/01-Redaktion/PDF-
Anlagen/gesamtdokument,property=pdf,bereich=mug,sprache=de,r
wb=true.pdf

www.gesundheitsberater-berlin.de/ pflegeheime _themen_ das-pfle-
gepersonal/ ratgeber-wie-viele-mitarbeiter-braucht-ein-gutes-heim

Ärzte-Zeitung 24. April 2012: Hospizstiftung beklagt Pflege-Miss-
stände

www.bmg.bund.de/pflege/pflegebeduerftigkeit/pflegestufen.html

Barmer GEK: Barmer GEK Pflegereport 2013. November 2013, S.
122/Tabelle 23

Vierter Bericht zur Lage der älteren Generation, 2002
http://www.bmfsfj.de/RedaktionBMFSFJ/Broschuerenstelle/Pdf-
Anlagen/PRM-21786-4.-Altenbericht-Teil-I,property=pdf,bereich=b
mfsfj,sprache=de,rwb=true.pdf

www.alzheimergesellschaft-dithmarschen.de/index.php?fs=0&k=0&
page=tipps_im_umgang_mit_demenzerkrankten

www.evastuttgart.de/fileadmin/redaktion/pdf/Angebote_fuer/Alzhei-
mer_Beratung/Umzug_ins_Pflegeheim.pdf, Seite 6

BGB, § 104

www.bmg.bund.de/pflege/pflegebeduerftigkeit/pflegestufen.html

www.alzheimerforum.de/2/1/checkliste.html; The original basic
version was written and published on the Alz-List USA by © Daniel

Quellennachweis

Paris, MSW, Massachusetts General Hospital Memory Disorders Unit, Boston, MA, Freie Übersetzung und Anpassung durch Jochen Wagner

www.deutsche-alzheimer.de/unser-service/alzheimer-gesellschaften-und-anlaufstellen/alzheimer-gesellschaften-und-anlaufstellen.html?plz=0#1, Deutsche Alzheimer Gesellschaft, e.V. (Stand: 05/2014)

wikipedia.org/wiki/Alzheimer-Krankheit